2주 체지방배출 프로그램

팻플러시 다이어트

"삶과 건강을 배려한 이 책은 매우 가치있는 정보가 될 것이다"

– 버니 시걸 M.D., '사랑, 의학 그리고 기적'의 저자

The Fat Flush Plan

The Fat Flush Plan

2주 체지방배출 프로그램

팻플러시 다이어트

앤루이스 기틀먼 지음 | 이응세 번역

JoYoON Communications

팻플러시
다이어트

지음_앤루이스 기틀먼
번역_이응세

초판 1쇄 발행 2007년 9월 7일

발행처 | 조윤커뮤니케이션
발행인 | 안혜경
편집장 | 최몽순
주소 | 서울시 종로구 내수동 72 경희궁의 아침 3-1606
전화 | 02-730-8841 팩스 | 02-730-8814
출판등록번호 | 제300-2005-208호
등록일자 | 2001년 4월 13일

ISBN 978-89-91216-17-4 03590
이 책은 다이어트에 관한 정보를 제공할 목적으로 집필된 것입니다. 이 책의 어떠한 내용도 의학적 진료를 우선하여 적용하면 안됩니다. 따라서 병력을 지니고 있는 분은 반드시 전문가와의 상담을 받은 뒤 이 책에 제시된 프로그램을 적용하시길 바랍니다. 이 책의 저자나 출판사는 본문에서 제공하는 정보로 인해 파생되는 부작용 등의 문제에 대하여 어떠한 책임도 없음을 밝힙니다.

옮긴이의 글

내 몸을 배려하는 다이어트

급격한 식생활 변화로 인해 과체중이나 비만인구가 급증하고 있는 반면, 현대인의 외모 지상주의와 잘못된 다이어트 상식으로 인해 마른 비만과 같은 기현상이 동시에 일어나고 있다.

이런 추세를 반영하듯 최근 30여년 동안 시도되고 사라진 다이어트 요법만 해도 3만여 가지에 이를 정도라고 한다.

다이어트가 이처럼 유행병처럼 번지는 것은 여러 복합적인 이유가 있겠지만 우선 비만은 미국 FDA에서 질병으로 간주하고 있는 것처럼, 고혈압이나 당뇨병, 심혈관계 질환, 동맥경화와 같은 만성질환과 각종 암 발생의 위험을 증가시키고 있기 때문이다.

진료 현장에서 늘 긴장감을 늦추지 않고 있는 나에게, '팻플러시 다이어트' 와 같은 앞선 다이어트 정보는 희망과 놀라움을 줄 수 밖에 없다. 일방적인 정보를 주입하여 단기간에 비만탈출에 성공한다는 허황된 정보가 아니라, 과학적으로 검증된 다이어트 임상사례를 발견했기 때문이다.

팻플러시 다이어트를 국내에 소개하게 된 것도 결국은 검증되지 못한 정보에 휘말려 아까운 시간과 돈을 낭비하는 불합리한 현실을 해소하고 단순히 제품에 의존하여 전문가에게 치료받기만 하면 된다는 식의 수동적인 '한국식 다이어트 문화'를 바로 잡기 위함이다. 또한 전문가의 도움 없이도 본인 스스로 일상 생활 속에서 간단한 식이요법을 통해 비만에 대한 예방과 극복이 가능하다는 점을 제시하고 있기 때문이라고 할 수 있다.

'팻플러시'는 단어 그대로 직역하면 '체지방을 배출한다'로 해석할 수 있다. 팻플러시 다이어트의 핵심은 몸 속 특히 지방을 연소하는 주요 기관인 간 기능 회복에 있다. 잘못된 식습관으로 손상된 간 기능을 정상적으로 회복하고 체지방을 잘 배출할 수 있는 몸으로 만드는 것이다. 따라서 지치고 힘든 몸에 활기를 불어넣어 살이 빠지고 건강한 피부상태를 유지하게 된다.

이 책은 비만 치료에 간 기능이 얼마나 중요한지를 인식시켜 주며, 지나친 음식 제한이나 극단적인 다이어트가 인체의 정상적인 체지방 배출 능력을 상실하게 하여 결국 다이어트에 실패할 수 밖에 없음을 실례를 통해 설명하고 있다.

팻플러시 다이어트는 지나친 음식 섭취 제한으로 지쳐버린 신체에 활력을 줄 수 있는 것으로 많은 호응을 얻어 세계 최고의 공정성을 자랑하는 미국 뉴욕타임즈가 베스트셀러로 선정할 만큼 이미 그 효과를 입증받은 프로그램이다.

그동안 수 많은 다이어트 관련 서적이 국내에서 출간되었으나 대부분 근거가 희박하거나 건강을 해치고 부작용을 낳게 되는 악순환이었음을 생각해 볼 때, 팻플러시 다이어트는 놀라운 반향을 일으킬 것이라 확신한다.

이 책은 다른 다이어트 관련 서적과는 구별되는 몇 가지 특징이 있다. 먼저 왜 체지방 연소를 위해 우리 몸을 정상화해야 하는지 그리고 어떤 방법으로 체지방 연소를 획기적으로 할 수 있는지를 알려준다. 이어 실천을 강조한 2주간에 걸친 식단과 2주 이후의 생활습관에 대해 설명하고 있다. 프로그램에 대한 궁금증은 마지막 장에서 질문과 대답을 통해 해소할 수 있다.

다이어트는 건강한 식생활과 생활 패턴을 유지하는데 필요한 동반자라고 할 수 있다. 그동안 잘못 인식된 다이어트를 해왔다면 자신에게 맞는 다이어트를 찾을 수 있는 기회로 삼고 활력있는 다이어트에 도전해 보는 게 어떨까.

좋은 책을 선택하여 국내에 소개할 수 있도록 도움을 주신 많은 분들께 감사드린다.

이응세

추천의 글

몸의 조화를 극대화하는 다이어트 프로그램

영양학자인 내게 중요한 영향을 미치는 종교, 정치, 영양 이 3가지 요인은 많은 사람들에게는 이미 고정된 것으로 인식되고 있다. 따라서 이에 도전하는 사람들은 전통적 신념에 반한 것으로 간주되어 사회에서 이단자로 낙인받기 쉽다. 그러나 다행스럽게도 영양분야는 과학적인 측면이 강하여 실험에 의해 옳고 그름이 판정되고 있다.

복잡한 영양 분야를 폭넓게 이해하기 위해 연구 활동에 전념한 것이 20여년 전으로 기억되는데, 당시 나는 지방이 무조건 나쁘다는 인식에 오류가 있다는 사실을 알게 되었다. 이러한 생각에 동조한 사람들 중에 앤루이스 기틀먼이 있었다.

20년 전, 앤루이스가 저술한 책 '프리티킨 이상의 다이어트Beyond Pritikin'에서 언급되는 에이코사노이드eicosanoid라는 지방유래 호르몬에 대하여 내게 조언을 구한 이후 서로 정보를 교류할 정도로 절친한 친분 관계를 유지하였다.

루이스와 내가 추구한 분야는 전혀 달랐다. 나는 학계에서 연구 활동에 전념한 반면 그의 경우 기존의 영양학적 기준을 토대로 이에 대한 결과를 추구하는 실용 연구자였다. 앤루이스는 프리티킨 연구소의 선임 영양전문가로서 재직하고 있을 때, 다이어트 식단 중에 함유된 지방을 가급적 제거하는 것이 좋다는 기존의 사고방식에 대하여 의문을 가지고 있었다. 물론 직관적으로 볼 땐 타당한 것이었으나 그는 많은 임상시험을 통해 종교적 믿음이 있는 환자가 기름기 있는 음식을 섭취하지 않았을 때 이들의 건강이 좋지 않은 상태인 것을 확인하게 되었다.

그는 결국 건강증진과 관련된 프리티킨의 영양원칙을 따르지 않은 채 건강유지에 필요한 것을 분석하고 이를 공유하기 위하여 자신만의 분야를 개척하기로 결심하였다. 지방섭취가 필수적이라는 사실을 이해하는 것이 첫 번째 단계라고 주장하면서 특정한 형태의 지방성분은 실제로 건강에 좋다는 사실을 전파하였으나 저항에 직면하게 되었다.

이 책에서 앤루이스가 추구한 연구 분야가 내가 연구한 분야와 공감대를 형성하게 된 것은 흥미로운 일이다. 이 책은 어류기름, 감마리놀렌산GLA, Gamma-Linolenic Acid 및 공액리놀레산CLA, Conjugated

Linoleic Acid 의 중요성에 대해 설명하고 있다. 이들 필수지방산은 일반적으로 체내 호르몬 특히 에이코사노이드eicosanoid 에 대해 영향을 미치고 있으며 체지방 분해에 강력한 작용을 나타내는 새로운 '약제' 로 등장하였다.

팻플럿시 다이어트가 강조하고 있는 또 다른 주요 개념으로 대부분이 기피하는 '칼로리 제한' 이 있다. 그러나 이 책에서는 허기나 탈진상태가 없는 칼로리 제한에 초점을 맞추고 있다. 이 책에서 제시하는 레시피를 충실하게 준수하면 칼로리가 제한될 지라도 허기나 탈진상태를 경험하지 않는다. 정확하게 각종 호르몬(인슐린 등)을 조절할 수 있기 때문이다. 우리 몸의 구조는 복잡하지만 앤루이스가 제시한 다이어트 원칙을 준수한다면 쉽게 몸의 조화를 극대화시킬 수 있을 것이다.

독자들이 이 책의 제목에 구애받을 필요는 없을 것 같다. 이 책은 다이어트 서적이 제공하는 범위를 능가하고 있다. 건강과 장수를 위한 삶의 질을 추구하기 위해서는 음식물과 관련된 호르몬 생성을 효과적으로 조절해야 한다. 우리들이 해답을 찾았을까? 이 책은 새로운 정보를 추구하는 우리들에게 올바른 방향을 제시하고 있다. 앤루이스가 제시하는 2주 팻플러시 프로그램은 다이어트를 통한 상식적 내용을 바탕으로 안전하게 실행에 옮길 수 있도록 구성되었다고 말할 수 있다.

베리 시어스 박사

'노화퇴치법The Zone and The Anti-Aging Zone' 의 저자

프롤로그

팻플러시 다이어트, 셀프케어로 가는 과정

체중증가 문제를 순식간에 해결하는 방법은 없다. 그러나 팻플러시 프로그램을 통해 어느 정도의 접근은 가능하다. 나는 지금까지 우리 몸의 대사 및 영양상의 불균형에 대해 오랫동안 연구하고 체중증가의 근본 원인을 규명해왔다. 이러한 노력은 이제야 결실을 맺었다. 다년간의 실전경험을 바탕으로 최근의 임상연구결과와 다이어트 경향을 분석한 결과, 지속적으로 체중을 조절할 수 있는 방안을 제시할 수 있게 되었다.

팻플러시 프로그램은 체내의 지방을 쉽고 빠르게 제거할 수 있는 방법이다. 여성건강 웹사이트인 아이빌리지iVillage에서 나를 '다이어트와 휘트니스'의 전문가로 초빙하였을 때 처음으로 2주 팻플러시 프로그램을 소개하였다. 나는 이 프로그램을 15년에 걸쳐 고객에게 적용하였으며, 내가 처음으로 쓴 책 '프리티킨 이상의 다이어트Beyond Pritikin'에 소개한 바 있다.

갑자기 모든 분야의 사람들이 이 프로그램에 반응을 보이기 시작했다. 실제로 내가 '다이어트와 휘트니스' 프로그램에 출연한 후 4개월이 지났을 때 40 만통의 문의편지를 받았으며 곧 이어 가장 인기가 높은 초청명사가 되어 있었다.

이 매체는 내 프로그램을 '기적의 다이어트' 라고 부르기 시작하였다. 이후 팻플러시 프로그램은 가장 인기있는 다이어트로 부상하였다. 그후 언론에서도 이 프로그램의 체중감량 다이어트를 소개하는데 열을 올렸다. '우먼스 월드Woman's World' 지는 2000년 봄, 2001년 1월과 2월에 커버스토리로 장식하였고 또 다른 잡지 '퍼스트 포 우먼First for Women' 에서는 내 자신의 경험담과 사진을 프로그램과 함께 커버스토리로 실었다.

이처럼 뜨거운 관심은 내 다이어트 프로그램을 보다 완전하게 변모시켰다. 사람들의 열의가 높아짐에 따라 엄청난 문의에 답하고 상담하느라 정신이 없었다. 이 와중에 사람들의 의견을 직접 접할 수 있는 기회를 얻게 되었다.

실제로 아이빌리지에서도 포커스 그룹(테스트할 상품에 대해서 토의하는 소비자 그룹)을 구성하여 정보를 제공하였다. 또한 이 그룹에서는 여러 면(예 : 신체, 정신 건강)에서 유익한 부분을 집중 조사하였다.

팻플러시 프로그램은 다이어트 프로그램 이상의 의미가 있다. 즉 셀프케어로 가는 과정인 것이다. 셀프케어란 스스로에 대한 믿음을 회복해 가는 과정이다. 또한 그 방법을 밖에서 찾는 것이 아니라 자기 안을 들여다보고 원인이 어디에 있건 내 안에 해법이 있다고 확신하는 자가 의식이다. 제니퍼 루덴은 자신이 쓴 '여성을 위한 책The Woman's Comfort Book'에서 셀프케어를 위한 자세를 다음과 같이 설명하고 있다.

1단계 : 자신에게 나타나는 증상을 객관적으로 관찰한다.

2단계 : 그 증상들이 내 주변의 어떤 요인과 관계가 있는지 인과관계를 정립해본다.

3단계 : 증상이 나타나는 원인을 없애는 방법을 찾고 노력한다(이 단계에서는 여러 자료를 찾아보거나 전문가의 도움을 받는 등 내가 알지 못했던 부분을 배워 자신을 보충하려 노력하는 자세가 필요하다).

4단계 : 아직 불편한 증상이 남아 있더라도 나의 병증에 대해 충분히 이해하고 편안한 마음을 갖는다.

이러한 셀프케어의 본질은 바쁜 현대인들에게는 어려운 개념일 수도 있다. 1999년 워슬린 우먼Wirthlin Women 지가 실시한 설문조사 결과는 '현대 여성들이 매일 과다한 업무와 가사에 시달리고 있어 정작 필요로 하는 자신의 셀프케어를 등한시하고 있다'는 점을 그대로 드러냈다. 여성들은 항상 끊임없이 해야할 일의 목록을 점검한다. 그 결과 신체적, 정신적 스트레스가 에너지를 고갈하는 상태를 초래한다.

여러분이 해야할 일의 목록에서 셀프케어를 1순위로 배정할 것을 권고한다. 일지쓰기, 적절한 운동하기, 일정한 시간에 취침하기 등의 단순하고 건강한 습관은 본 프로그램의 뼈대가 된다. 프로그램의 모든 과정을 실천하는 과정에서 손쉽게 체중감량 뿐만 아니라 정신적으로 새로운 활력을 얻을 수 있을 것이다.

나는 프로그램에 참가하고자 하는 사람들에게 경험담, 사례연구 및 성공담을 들려주어 행동에 옮기도록 격려하고 있다. 많은 사람들이 운동의 종류와 양에 대하여 궁금해 한다. 또한 효과를 극대화하기 위해 지방연소방법, 보조제의 명칭까지 알고 싶어한다. 이러한 질문을 신중하게 선별하여 이 책에 일부 포함시켰다.

팻플러시 프로그램은 3단계로 구성되어 생활 속에서 잊어버리기 쉬운 건강한 습관을 지켜나가면서 체중감량과 균형있는 체중을 도모하는데 그 목적이 있다.

이 책의 서두에서는 체지방배출 현상과 관련된 실체 및 5가지 숨겨진 체중증가요인을 제시하고, 각 요인의 학술적 배경과 이에 대처하는 팻플러시 프로그램의 특징을 알려준다. 사람들이 보내온 경험담, 관찰내용 및 이야기를 함께 수록하였으므로 처음 시작하는 사람들에게 좋은 자극제가 될 것이다.

실천단계에서는 각 단계의 이면에 있는 기존 원칙을 이해하고 실천함에 따라 한 단계 한 단계씩 다음 단계로 나아가게 될 것이다. 참가자에게 도움이 되는 각 단계별 요령과 지방을 연소시키는 보조제를 제시한다. 또한 체중감량의 목표를 달성하는데 도움이 될 수 있는 의식적인 행동(적절한 운동, 수면 및 일지쓰기)도 소개한다. 일지쓰기를 통해서 자신의 진행사항, 식생활패턴 및 감정유발인자 등을 점검하게 되며, 무리한 운동을 하지 않고 지방저항성 및 셀룰라이트가 없는 신체를 스스로 만들 수 있는 방법을 터득하게 될 것이다. 적절한 수면과 휴식으로 인체의 면역계를 증강시키고, 신체적 회복능력과 지방연소능력까지 높일 수 있다는 사실을 확인하게 될 것이다.

또한 자신이 가장 좋아하는 레시피와 휴일에 즐길 수 있는 음식을 프로그램에 맞게 요리하는 방법과 빠르고 맛있게 요리할 수 있는 레시피를 소개하고 있다. 이를 활용하여 좋아하는 식당, 비즈니스 식사나 특별한 행사에서도 팻플러시 프로그램에 따라 스트레스 없이 편안하게 즐길 수 있을 것이다.

이 책의 마지막 부분에서는 특별한 관심사항 뿐만 아니라 일반적인 질문에 대한 해답도 함께 제시하고 있다.

명심해야 할 것은 체중감량에 개인차가 있다는 것이다. 개개인의 신체는 독특하다. 체중감량 역시 가까운 친구나 가족과도 다르게 나타난다. 즉 자신만의 방해물이 나타나더라도 이를 자신의 페이스로 한 번에 극복할 수 있는 방법을 터득해야 한다.

이제 천천히 지속적으로 자신의 다이어트와 생활양식에 변화를 가져오도록 해야 한다. 그래야 각 진행단계에 무리를 주지 않고 쉽게 실시할 수 있다.

팻플러시 다이어트는 체중감량을 목표로 한 긴 여행이다. 언제나 자신에게 관대하고 든든한 지원군이 되어야 한다. 하루에 성취한 것이 극히 미미하다고 할지라도 스스로를 인정하고 칭찬할 수 있는 방법을 터득하는 것이 중요하다. 물론 실시하는 과정에 실수가 있다고 해도 아무런 문제가 없다. 사람이기 때문에.

끝으로 여러분은 혼자가 아니라는 사실을 기억해야 한다. 여러분의 곁에서 내가 언제나 가이드 역할을 할 것이기 때문이다. 여러분과 나는 체중감량을 같이 하고 있다. 인내가 필요하다.

이제 자신만의 여행을 시작해 보자.

앤루이스 기틀먼

목 차

Chapter 7 강력한 실천의지

Chapter 8 외식할 때 지켜야할 사항

Chapter 9 팻플러시 쇼핑 리스트

Chapter 10 팻플러시 레시피

Chapter 11 팻플러시에 관해 궁금한 모든 것

1

CHAPTER

당신같은 사람도…

Some one like you…

1
당신같은 사람도…

아무리 억센 참나무도
한 때 땅에서 열매를 맺는
조그만 가지에 지나지 않았다.

체중 증가, 복부불쾌감, 엉덩이 및 대퇴부에 쌓인 체지방이야 말로 자존심은 물론이고 신체의 여러 감각까지 괴롭히는 주범이다. 이는 자신의 모습을 좌절시키는 요인이 된다. 그러나 여러분은 혼자가 아니라는 사실을 명심하기 바란다. 현재 비만과 관련하여 치욕적인 전쟁을 수행하고 있는 사람들이 전 세계적으로 거의 1억명에 달하고 있으니 말이다. 대부분은 기껏해야 한 가지 정도의 다이어트 프로그램을 시도하면서 힘겨운 비만과의 전쟁을 치르고 있다고 할 뿐이다. 일부 다이어트 프로그램은 실행에 옮기기가 너무 버거운 것이 사실이며 그 결과에 대한 만족감과는 거리가 멀다. 결국 우리는 시작한 곳에서 주춤거리게 되고 과체중이란 문제는 다시 엄습하기 마련이다.

나는 몇 년 동안 체중 증가와 전쟁을 치룬 적이 있는데 그 첫날부터 많은 유전학적 장애를 극복해야만 했다. 내 신체의 일부분은 유년시절 성장하면서 할머니, 친척 등을 위시한 모계로부터 물려받았다. 모계와 관련된 많은 여성들이 허리 밑에 축적되어 있는 지방을 제거하기 위하여 다이어트를 일상화하고 있었으나 그 효과는 미미했다.

부계 쪽에서도 당뇨병과 같은 가족력은 체중을 감소하는데 전혀 도움이 되지 않았다. 나는 중·고등학교 시절에 저혈당 또는 '반응성 저혈당'에 시달리고 있었다. 혈당수치를 높이기 위해 과자, 캔디, 케이크와 같은 단 것을 즐겨 먹었는데 체중증가는 필연적인 것이었다. 그 당시에도 나는 지금과 마찬가지로 항상 바쁜 스케줄에 시달리고 있었다. 학교 신문의 기자, 클럽 회장, 방과 후 종교 모임의 리더로서 활약하고 있는 터라 내 몸에 대해서는 무관심하기 일 수였다. 당연히 체중은 증가하였으며 전혀 놀라운 사실도 아니었다.

대학 1,2학년 시절은 치열한 경쟁 환경을 돌파하기 위하여 아무 음식이나 마다하지 않았고 그로 인해 과체중은 전혀 개선되지 않았다. 그 당시 점심은 한 기숙사에서, 그리고 저녁은 다른 기숙사에서 하는 것이 예사였다. 남자들은 식욕에 관심있는 나와 외식하는 것을 좋아했다. 나 또한 일부 여성들이 하는 운동도 해보았으나 내 몸은 요지부동이었다. 이제는 억지로 운동을 할 수 밖에 없는 상황이었다.

팻플러시 다이어트의 기원

대학교 3학년 때 해외 연수차 런던에 머물게 되었다. 그곳에서 건강식품을 위주로 하는 레스토랑을 자주 방문하기 시작했다. 채식주의와 약물 비함유 체지방퇴치법이 나를 매료시켰다. 지방을 청소하고 해독하는 프로그램을 실시하면서 내 인생은 급격한 전환기를 맞이하였다(거의 방치상태에 있었던 나의 두툼한 엉덩이 살이 감소하는데 이 프로그램은 큰 도움을 주었다). 나는 처음으로 모든 음식물, 허브, 다이어트 보조약물이 질병을 치료할 뿐만 아니라 체중감소에도 도움이 될 수 있다는 사실을 알게 되었다.

런던에서 해외연수를 마치고 미국에 돌아와 대학을 졸업한 후, 식이요법 전문과정인 뉴욕식이요법연구소에 등록하였다. 이후 콜롬비아 대학에서 영양교육에 대한 석사학위를 취득하였다. 또한 미국영양학회에서 인증하는 임상영양전문가(C.N.S.) 자격도 취득하게 되었다.

콜롬비아 대학에서 보낸 나의 학창시절은 전문적인 영양 관련 경력의 출발점이 되었고 팻플러시 다이어트의 원동력이 되었다. 이곳에서 듣게 된 '가로등 이야기'는 오늘날까지도 내게 계속해서 동기를 부여해주고 있다.

한 신사가 칠흑같이 어두운 저녁에 산보를 위해 외출하여 목적지에 도달하게 되는데 그 도중에 지갑이 없어진 것을 알게 된다. 그는 즉시 발걸음을 되돌려 불빛이 있는 가로등 아래에서 지갑을 찾기 시작한다. 그러나 빛이 없는 어두운 장소에서 지갑을 잃어버린 신사는 가로 등 아래에서는 지갑을 찾을 수가 없었다. 이 이야기는 해결점이 어딘가에는 있다는 것을 시사하고 있다. 즉 여러분은 지갑을 잃어버린 올바른 장소에서 지갑을 찾아야 한다는 것이다.

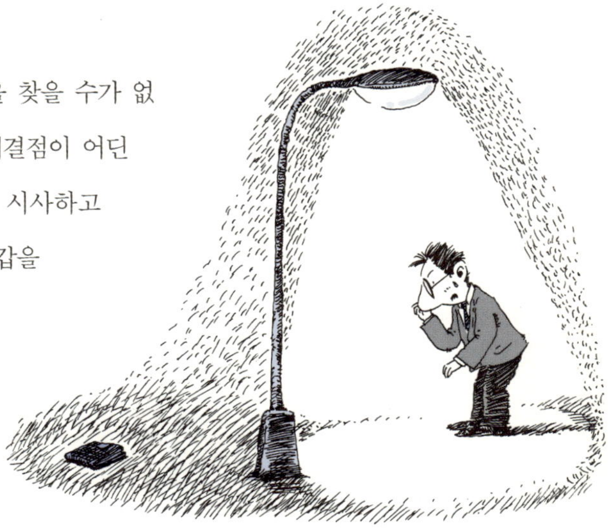

나는 빛이 없는 어딘가에 해결책이 있다는 것을 염두에 두고 체중증가, 셀룰라이트(허벅지, 엉덩이 등의 피하에 쌓인 지방축적물), 배의 불쾌감 등을 해결하기 위한 방법이 반드시 있다고 확신하였다. 이미 엄청난 양의 다이어트 프로그램이 무위에 그치고 있다는 것을 경험하였으므로 올바른 장소를 찾는 일을 계속해야 한다고 확신한 것이다. 따라서 나는 체중감소와 연계된 미지의 길을 탐색하였다. 이 해답이 다른 다이어트 프로그램과는 같지 않다는 사실을 알게 되었다. 즉 체중증가의 근본 원인을 해결하고 건강한 영양상의 가이드라인을 구현하는 프로그램을 확립하는 일이었다.

최근 30대, 40대 및 50대의 여성들 대다수는 자신의 변화하는 체형에 신경을 쓰고 있으나 내 경우에는 거의 30년 동안 지방저항성 신체 즉, 살이 다시 찌지 않는 상태를 유지하고 있다. 나의 혈통에도 불구하고 기존의 다이어트 방법과 완전히 다른 새로운 체중조절법을 발견하였을 때 유전적인 것은 이미 문제가 되지 않았다.

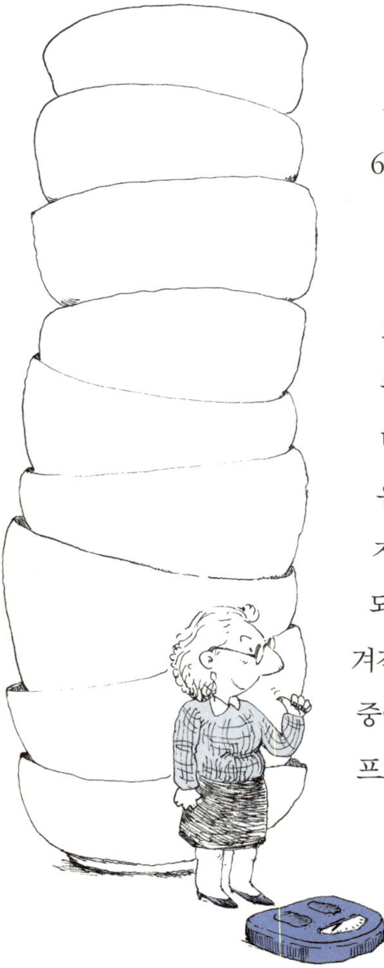

'팻플러시 다이어트• 프로그램'은 건강을 유지시키는 GLA, CLA, 오메가-3, 오메가-6와 같은 필수지방, 균형을 이룬 단백질, 각종 탄수화물 음식 등을 섭취하는 1일 생활 패턴을 근간으로 하고 있다. 또한 이 프로그램은 만연하고 있는 체중증가의 숨겨진 원인이 무엇인지 밝혀 바로잡기 위한 것이다. 알 수 없는 각종 체중증가 원인은 자신의 유전자와 관련이 없다. 단지 그동안 문제 삼지 않던 체내 화학반응의 불균형이 원인이 되어 나타나는 것이다. 나는 이들을 5가지 숨겨진 체중 증가요인이라고 부른다. 이는 과체중이나 비만의 핵심이다. 대부분의 다이어트 프로그램은 단지 한 두가지의 원인 치료를 목표로 하고 있다. 따라서 장기적으로 체중을 감소시키는 효과가 없으며 또 다시 체중 증가를 가져오는 악순환이 반복되는 것이다.

이제까지 무시되었거나 심각하게 생각하지 않았던 '체중을 증가시키는 5가지의 원인'은 과부하 상태에 있는 간, 체지방을 배출하는 지

• 체지방 배출 다이어트

방의 결여, 과다한 양의 인슐린, 스트레스-지방 사이클, 가짜 지방을 들 수 있다. 이러한 원인들은 정체성 림프계, 음식물 알레르기, 피임약, 호르몬 대체요법 및 각종 약물 등에 의해 야기된다.

내가 제안하는 '팻플러시 다이어트 프로그램'은 하루 아침에 이루어진 것이 아니다. 이 프로그램은 체중조절을 위한 각종 연구와 카운셀링, 컨설팅 및 연구 활동을 통한 나의 전문적 경험을 바탕으로 하고 있다.

나는 사회초년병 시절에 파셀스 박사나 프리티킨 박사와 같은 영양학 전문가들과 함께 일할 수 있는 기회를 갖게 됐다. 이들의 조언은 체중을 조절하는데 많은 도움을 주었다. 수 천명의 나의 고객들은 체중을 감량할 수 있게 되었다. 실제로 내가 '프리티킨 이상의 다이어트 Beyond Pritikin'라는 책을 발간했을 때 고객의 수는 증가했으며 "필수지방이야말로 신속한 체중감소, 수명 및 건강에 대하여 절대적으로 필요한 물질이다"는 나의 메시지에 고객들이 곧 반응을 보이기 시작했다. 지난 수년 동안에 나를 찾아온 고객으로는 운동선수, 영화배우, 패션디자이너, 제작자 등이 있다. 그들에게 도움을 주었을 때 이들은 나의 프로그램에 적극적으로 호응하였다. 새로운 체중감소 방법을 전달하는 나의 위치는 더욱 굳건해졌다.

발견 : 주요 지방의 연소기관인 간, 주요 지방의 처리기관인 림프

20년 전 나는 건강에 관심이 있는 친구와 함께 뉴멕시코주의 앨버커키에서 광고를 게재한 바 있다. 제목은 "5일 안에 여러분의 생활이 달라집니다"였다. 자연요법 및 카이로프랙틱 의사인 헤이즐 파셀스 박사를 만나고 나의 생활은 완전히 변화되었다. 파셀스 박사는 내게 임상 영양분야에서 발자취를 남기는 영양전문가가 될 것을 권유하였다. 당시 그녀의 나이는 84세이었으며 106세에 세상을 떠났다. 자연의학을 개척한 순수한 과학도로서 그녀는 시대를 앞서간 여성이었다.

나는 파셀스 박사의 전문적인 지도에 따라 비만퇴치 프로그램의 개념을 터득하게 되었다. 첫 번째 개념은 체중감소와 간의 놀라운 연관성이 었다. 당시 이 개념은 생소한 것이었고 최근들어 많은 과학자들이 새롭게 인식하고 있다. 즉 간은 인체의 각종의 오염물질과 화학물질을 해독하는 주요 기관일 뿐만 아니라, 체중감소에도 주요한 열쇠를 쥐고 있다는 것이다.

또한 생화학 지식과 그레이 해부도에 근거하여 "지방대사에 관여하고 있는 주요 기관인 간을 최상의 상태로 만드는 것이 체중감소와 체중조절 유지의 비결이다"라는 사실을 처음 알게 되었다. 간에서 합성, 분비되어 담관에 저장되는 담즙은 간이 지방을 분해하는 것을 도와주는 역할을 한다. 그러나 담즙은 담즙염을 구성하는 특정한 영양소가 부족하거나 화학물질 독소, 과도한 양의 성호르몬, 약물 또는 중금속으로 그 농도가 높아지면 제 역할을 할 수 없게 된다.

이에 따라 나는 정상적으로 담즙을 생성하고 담즙의 농도를 묽게 할 수 있는 '간을 사랑하는' 음식물과 영양소를 연구하였다. 담즙의 주요 성분의 하나는 인지질인 레시틴lecithin 인데 이는 지방을 분해할 수 있는 극히 효과적인 유화제이다. 나는 1일 다이어트 식단에 레시틴이 풍부하게 함유된 계란을 첨가하기로 마음먹었다. 이어 기존의 담즙 연화제로 알려진 신선한 레몬주스와 물을 1일 2회 추가하여 섭취하였다. 그러자 콜레스테롤 수치가 저하되었을 뿐만 아니라 체중도 감소되었다.

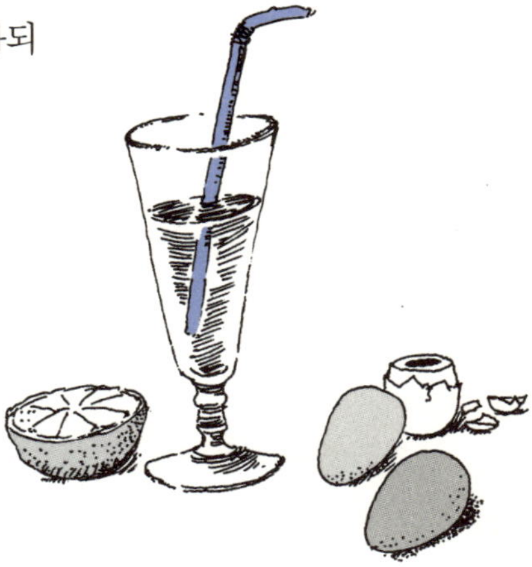

내가 시도한 다이어트 식단이 효과적인가를 평가하기 위하여 30명의 고객을 상대로 6주간의 다이어트 실험을 실시하였는데, 이 과정에서 다이어트 또는 운동에 아무런 제한을 가하지 않고 1일 적어도 2개의 계란과 레몬주스와 물을 1일 2회 추가하여 섭취하도록 권고하였다. 그 결과 고객들의 체중은 예외 없이 모두 감소하였으며 특히 허리사이즈가 줄어들었다. 실제 한 여성의 경우 6주 동안에 9 kg이 감소하였다. 또한 이들 고객에게 가능한 카페인과 약물(일반의약품 포함)의 사용을 피할 것을 권고하였는데 이들의 사용이 특히 간에 독성을 나타낸다고 의심하였기 때문이다.

이제 중요 기관인 간에 햇빛이 비춰지고 있다. 기능성 약물을 검사하는 많은 연구소에서는 간의 서로 다른 2가지 해독경로 즉 1단계 및 2단계 해독효소인 시토크롬cytochrome P-450의 관여 여부를 측정하는 간기능 검사를 실시하고 있다. 이 검사에서는 개개인이 카페인, 타이레놀 및 아스피린 등을 복용한 후에 이들로부터 침이나 뇨를 채취하여 이러한 물질들에 대한 간의 분해 작용을 평가한다.

간의 2가지 해독경로에서는 독성물질을 분해, 제거 및 중화시킨다. 석유화학 제품들이 범람하고 있는 오늘날의 환경에서 약물, 오염물질 및 살충제로부터 섭취하는 다수의 독성물질은 간에서 충분히 분해되지 못하고 있다. 또한 과부하로 인해 해독에 필요한 항산화제, 효소 및 기타 영양소 등이 해독경로에서 고갈된다. 그 결과 불완전한 해독 작용으로 인해 생기는 대사부산물은 흔히 본래의 독소보다 더욱 해로운 영향을 인체에 미치고 있는 것이다.

2001년 4월호 '건강에 관한 소비자 보고서'에서는 장기간 복용할 경우 간에 해를 줄 수 있는 약물과 허브의 리스트를 발표한 바 있다 다. 리스트에 실린 약물의 예는 통상적인 약제ibuprofen, 콜레스테롤 저하제Lipitor, 당뇨병치료제, 중성지방 저하제, 항진경제, 폐경증상을 치료하는 에스트로겐제제Premarin, Ogen 및 피임제Lo/Ovral, Triphasal 등이다. 허브의 경우 샤프랄chaparral, 캄프리comfrey, 페니로얄pennyroyal 등이 거론되었다.

각종 독소는 인체에서 지방을 소화하는 담즙의 각종 능력을 방해하고 있다. 또한 여성의 허벅지 또는 엉덩이 등에 쌓인 지방축적물인 셀룰라이트는 약한 근력이나 결합조직 보다는 저하된 림프계와 더 관련이 있다는 사실을 파셀스 박사로부터 알게 되었다. 피부 밑에 존재하는 2차 순환계인 림프계는 잘 알려지지 않았으나 체내에서 각종 독성 노폐물, 박테리아, 중금속, 사망한 세포, 포획된 단백질 및 지방구 등을 제거한다.

그 당시 이러한 개념들은 생소한 것이어서 파셀스 박사만이 거론할 뿐이었다. 간의 작용기전과 노폐물 제거에 대한 개념이 뿌리를 내리기 시작하면서 일부 과학자와 의사들은 이 같은 개념에 대하여 집필하기 시작하였다. 파셀스 박사가 사망한 후 5년이 지난 2001년에 필라델피아 출신의 심장전문의 레몰르 박사는 '치료 다이어트The

Healing Diet'에서 림프계가 전반적인 인체의 건강에 기여하고 있다는 점을 강조하였다. 나는 파셀스 박사의 지도 하에 효과적인 체중감소와 셀룰라이트를 조절하는데 일익을 담당하고 있는 간과 림프계의 역할을 연구하는데 박차를 가하게 되었다.

발견 : 체지방을 연소시키는 지방의 역할

캘리포니아 주의 산타모니카에 있는 '프리티킨 생명연장 연구소'에서 영양부문의 이사로 재직하고 있을때, 체중감소와 관련된 궁금증이 대두되었다. 1980년대 초인 당시에는 프리티킨 다이어트 프로그램이 저지방 및 고탄수화물 다이어트 처방의 모델로 인정받고 있었다. 이 센터에서 개인적으로 상담을 하면서 이 다이어트 프로그램을 따르고 있는 많은 여성들이 우울성 생리전 증후군과 기타 질병에 시달리고 있다는 사실을 알게 되었다. 나는 이들 여성들의 근본적인 원인을 밝히고자 다이어트 및 건강력을 조사하기 시작했다.

그 결과 이들 여성들이 무지방의 복합 탄수화물 음식(예: 파스타, 빵, 크랙커, 고구마, 옥수수, 콩 등)을 과다하게 섭취하고 있다는 사실을 알게 되었다. 이들은 밀가루가 주성분인 탄수화물 음식(예: 파스타, 빵, 시리얼, 크래커 등)을 과다하게 섭취하면 할수록 갈망하게 되어 우울증상에 시달리고 있었다. 시리얼과 함께 섭취하는 무지방 우유나 요구르트와 더불어 다량의 곡류를 섭취함에 따라 복부불쾌감을 느끼기도 했다. 무지방이지만 효모와 관련된 각종 조미료(예: 간장, 타마리, 토마토 소스 및 기름을 제거한 식초드레싱 등)를 무한정으로 사용하면서 우울증상은 더욱 악화되었다. 이들 여성들은 과다하게 사용하고 있었던 각종 조미료로 인해 실제로는 풍미가 결여된, 지방이 전혀 없는 식사를 할 수 밖에 없었던 것이다.

이에 따라 이들은 중증의 생리전증후군 이외에도 부종, 피로감, 한기, 알레르기 및 재발성 효모감염증을 호소하기에 이르렀다. 따라서 나는 인체에 필수적인 불포화지방산인 감마리놀렌산GLA이 풍부하게 함유된 보조식품을 섭취하도록 권고하였다. 달맞이꽃 종자유 등에 소량으로 함유된 감마리놀렌산의 경우 유럽의사들이 생리전증후군을 처치하기 위하여 널리 사용하고 있다. 그 결과 예상하지 못한 일이 발생하였다. 이들 여성들에게 관찰된 각종 증상들이 없어졌을 뿐만 아니라 체중감소라는 부수적 이점도 확인되었던 것이다.

〉〉〉 감마리놀렌산GLA의 역할 | 달맞이꽃은 의학적으로 치료효과가 있는 식물로서 애용되어 왔다. 강력한 감마리놀렌산GLA을 함유하고 있는 달맞이꽃 종자유는 체중감소 분야에서 큰 인기를 끌고 있다. 올바른 지방을 사용하면 체지방을 연소시킬 수 있는 인체의 대사능력을 자극한다. 이 사실을 깨닫기 시작한 것은 몬트리올 대학의 호르빈 박사와 영국 국립 웰시 의과대학의 수석연구원 미르 박사의 도움이 있었기 때문이다. 이들은 달맞이꽃 종자유를 사용하는 경우 적어도 10%까지 체중을 감소시킬 수 있음을 입증하였다. 칼로리 연소의 주요 열쇠는 세포단위의 신체기능을 실질적으로 조정하는 호르몬과 관련있다. 강력한 활성물질인 프로스타글란딘의 대사경로에서 GLA가 풍부한 달맞이꽃 종자유가 역할을 하기 때문이다.

달맞이꽃 종자유에 함유된 GLA는 갈색지방조직BAT으로 알려진

대사활성지방을 동원하고 있다. 이 특수한 형태의 지방이 충분하게 존재하는 경우 과다한 칼로리를 연소시켜 인체에너지를 증가시킬 수 있다. 이 갈색지방조직은 목 근처, 신장, 부신, 복부에 발달되어 있으며 나이가 들수록 세포가 감소하지만 완전히 없어지는 것은 아니다. 갈색지방은 열을 생산하는 기능을 한다. 사람이 과식을 하거나 추운 환경에 노출되었을 때, 또는 다른 여러가지 스트레스 상황에 노출되어 교감신경계가 자극을 받으면 갈색지방의 미토콘드리아가 활성화되어 열 발생을 촉진시킨다. 이러한 적응 대사에 장애가 있는 것이 비만과 관련이 있다는 주장이 강력히 대두되고 있다.

프로스타글란딘의 체내 합성에서 없어서는 안될 필수물질인 GLA는 식물유 성분의 필수지방산인 리놀레산을 주로 합성하여 프라스타글란딘의 원료가 된다. 프로스타글란딘은 체내에서 칼로리를 연소시키거나 저장하는 촉매역할을 담당하여 갈색지방조직을 규제하고 각종 대사과정에 관여하고 있다고 알려져 있다. 또한 프로스타글란딘은 ATP아제ATPase• 효소활성 과정에도 연계되어 있다. ATP아제ATPase는 생체 내에서 자유에너지를 다른 일로 바꾸는 효소이다. 나트륨, 칼륨-ATPaseNa,K-ATPase는 동물 세포막에 널리 존재하며, 아데노신 3인산ATP을 분해하여 각각 나트륨을 세포 밖으로, 칼륨을 세포 내로

• ATP는 박테리아, 균류, 식물, 동물(사람) 등 모든 생물체가 생존하는데 필수적인 에너지로 작용한다. 에너지가 필요한 생체반응, 세포 구성성분의 생산, 근육운동, 신경전달의 신호 등의 중요한 생명현상을 일으키는 것이 바로 ATP다. ATP는 아데노신 3인산(Adenosine TriPhosphate)의 약자로, 핵산인 아데노신과 3개의 인산으로 이뤄진 비교적 간단한 화학물질이다.

수송한다. GLA가 풍부하게 들어있는 물질들은 프로스타글란딘의 활성 과정을 통해 나트륨 펌프기능을 조절하여 대사활동을 왕성하게 한다.

필수지방산이 전반적으로 인체의 건강에 중요하다는 사실은 여러 문헌에서 발표되었다. 그 중 하나가 1980년대 중반 세계적인 학술지인 뉴잉글랜드 의학저널이다. 나는 이를 근거로 하여 1988년 '프리티킨 이상의 다이어트Beyond Pritikin'를 발간하였는데 이 책은 베스트셀러의 대열에 올랐다. 그 책의 '2주간의 팻플러시'라는 제목의 장은 오늘날의 팻플러시 다이어트의 효시가 되었다. 나는 고함량의 탄수화물, 고함량의 곡류, 다량의 효모가 들어있는 무지방 식단을 교정시킬 수 있는 해결책으로서 이 같은 프로그램을 이 책에 실었다. 이 책에는 1일 견본 매뉴와 함께 보다 효율적인 지방대사를 위해 간의 청소 작용도 언급하였다. 또한 GLA 보조물질을 함유한 다이어트도 소개하였다.

1966년에는 '프리티킨 이상의 다이어트'를 개정하여 홍화유를 오메가-3 지방산이 풍부하게 들어있는 아마유 오일로 대체하였다. 아마유 오일은 GLA와 매우 유사한 작용을 나타낸다. 또한 프로스타글란딘prostaglandins이나 아이코사노이드eicosanoids의 생성을 증가시켜 인체가 보다 효율적으로 지방을 연소하도록 도와주는 역할을 한다.

'프리티킨 이상의 다이어트Beyond Pritikin'를 발간한 후 내 사무실을 찾는 고객은 증가하였다. "필수지방이야말로 빠른 체중감소, 수명 및 건강에 대하여 절대적이고 필수적인 물질이다"라는 메시지에 고객들이 귀를 기울이기 시작한 것이다.

발견 : 과다한 인슐린 및 지방의 저장

1990년대 중반, 사람들은 '저지방 다이어트는 또 다른 형태의 체중 감소와 관련한 의문점을 유발하므로 좋은 방법이 아니다' 라는 나의 주장에 점차 호응하기 시작했다. 무지방의 과다한 탄수화물 음식을 섭취하고 있던 사람들은 인슐린 인자로 인해 자신들의 체중감소 노력이 헛수고에 그치고 있다는 사실을 인식하기 시작하였는데 이는 당시에 인기가 있었던 책들 덕분이었다. 무지방, 저단백질 및 고함량의 탄수화물 음식(복합 녹말 식품) 다이어트는 인슐린 수치를 계속하여 상승시킨다. 인슐린은 지방을 저장하는 호르몬이므로 지방축적을 촉진하는 것이다.

다행히 사람들이 인슐린의 존재를 인식하면서 균형있는 영양소를 섭취하기 시작했다. 이제 인슐린 저하 지방 및 단백질이 식탁을 다시 채우고 있다. 건강한 지방, 낮은 함량의 단백질, 저혈당 탄수화물 음식이야말로 낮은 인슐린 수치를 보증하는 올바른 다이어트이다.

발견 : 스트레스–지방 사이클 및 가짜 지방

지금까지도 체중감소와 관련된 수수께끼는 계속해서 존재한다. 고객이 아무리 올바른 다이어트를 해도 체중감량에 실패하고 있다는 사실이 이를 입증하고 있다. 섭취하는 영양소를 평가하는 설문지와 식이요법 일지카드를 고객에게 작성하도록 한 후에 이를 평가함에 따라 한 가지의 패턴이 모습을 드러내기 시작했다. 체중이 감소되지 않은 대다수의 고객들은 음식 알레르기 뿐만 아니라 피임제, 호르몬대체요법, 항우울제 및 기타 약물 등을 장기간에 걸쳐 복용하였다. 2장에서는 이와 같은 체중증가의 형태는 실제로 지방에 의한 것이 아니라 지방처럼 인식되는 심하게 침수된 조직때문임을 증명할 것이다.

또한 체중을 감량하는데 어려움을 경험한 고객들은 스트레스와 사투를 벌이고 있는 사람들이 대부분이었다. 이들은 하루에 2~4컵의 카페인을 섭취하며, 1일 4~6시간의 짧은 휴식시간을 갖고, 대부분의 시간을 바쁘게 보내며, 음식물을 갈망한다. 이들에게선 특히 복부 부위에 지방이 축적되는 현상이 관찰되었다. 나는 인체 내에서 스트레스와 관련하여 각종 호르몬을 생성하는 부신과 스트레스-지방 사이클과의 밀접한 연관성을 의심하기 시작하였다. 또한 생활 습관을 단순하게 변화시킴에 따라 이러한 사이클을 파괴할 수 있다는 강력한 예감을 갖게 됐다.

따라서 나는 팻플러시 프로그램에 스트레스를 줄이는 프로토콜(운동이나 일지 관리 등)을 삽입하여, 스트레스 유발물질을 제거하고 체중감량을 가속화할 수 있도록 하였다. 단백질의 섭취량을 증가시키는 것(적어도 226 g에 해당하는 가금류, 생선이나 기름기가 적은 살코기)은 가장 확실하게 스트레스를 공격하는 다이어트라고 볼 수 있다. 이는 인체가 스트레스를 받게 되면 단백질의 요구량이 증가하기 때문이다. 고객들의 점심과 저녁 식단에 85 g 정도의 단백질을 추가함에 따라 결국 옷 사이즈를 줄였다는 기쁜 소식을 듣게 되었다.

목표 : 달라진 신체와 새로운 자신감

2장에서는 기존에 알려지지 않은 체중증가 원인이 체중감소 의지를 좌절시킬 수 있다는 사실을 설명하기로 하겠다. 지난 몇 년 동안 팻플러시 프로그램은 오로지 학술적 근거를 토대로 작성되었다. 나는 10년 이상의 기간 동안 이 프로그램을 완성시키기 위하여 각종 임상 데이터, 연구논문집 및 서적 등을 수집하였다. 그 결과 우리 모두를 위한 해답이 등장하였다.

2

CHAPTER

5가지 숨겨진 체중증가 요인

Five Hidden Weight Gain Factors

2

5가지 숨겨진 체중증가 요인

우리들은 성공이 아닌 실패로부터
지혜를 배운다. 할 수 없는 것을 발견하여
할 수 있는 것을 깨닫게 된다.
실수를 하지 않는 자는 어떠한 것도
발견할 수 없다는 것을 알아야 할 것이다.

– 사무엘 스마일스

체중 증가 문제를 단순히 많이 먹고 운동을 하지 않기 때문이라며 지나쳐서는 안 된다. 여기에는 수많은 요소들이 관여하고 있다. 이 요소들을 검토하기 전에 다음 질문에 대한 답을 작성하여 자신의 라이프스타일을 평가해 보자.

팻플러시 프로그램은 일차적으로 체중감소를 지향하는 것이 아니다. 운동을 하면서 칼로리를 측정하고 지방이나 단백질을 적게 섭취하고 탄수화물의 양도 줄이는 것이다. 아마도 체중이 감소되거나 그렇지 않은 경우도 생길 수 있다. 또 다시 체중이 증가할지도 모른다.

수천 명의 고객을 대상으로 팻플러시 프로그램을 실시한 결과 체중감소가 확연하게 관찰되었다. 이는 다른 체중감소 프로그램과는 다르게 체중증가를 유발할 수 있는 다음의 5가지의 원인을 대상으로 하고

라이프스타일 체크	Yes	No
• 매일 카페인이 함유된 청량음료를 마시고 있습니까?	____	____
• 항우울제, 처방의약품이나 일반의약품을 복용하고 있습니까?	____	____
• 마가린 또는 경화(고형 또는 반고형) 식물성지방을 섭취하고 있습니까?	____	____
• 에스트로겐 또는 호르몬 대체요법을 실시하고 있습니까?	____	____
• 지난 1개월 동안에 2회 이상의 항생제를 복용한 적이 있습니까?	____	____
• 가능하면 지방섭취를 피하고 있습니까(예: 무지방 요구르트, 무지방 쿠키)?	____	____
• 흔히 단 것, 빵 또는 기타 고탄수화물 종류의 음식을 자제하기 어렵습니까?	____	____
• 하루에 2회 이상 파스타, 고구마, 빵 또는 기타 고탄수화물 음식을 섭취하고 있습니까?	____	____
• 적어도 한끼의 식사에 가공하거나 포장된 음식(예: 냉동식품 또는 인스턴트 가공육)을 섭취하고 있습니까?	____	____
• 하루에 두 그릇 이하의 단백질(예: 고기, 달걀)을 섭취하고 있습니까?	____	____
• 하루 8번 240 ml 이하의 물을 마시고 있습니까?	____	____
• 하루에 8시간 이하의 수면을 취하고 있습니까?	____	____
• 일상생활에서 고도의 스트레스를 받고 있습니까?	____	____
• 일과가 너무 바빠서 식사를 자주 거르고 있습니까?	____	____
• 주로 앉아서 일합니까?	____	____

위 질문 항목에 대하여 '예'라고 답변한 것이 있다면 자신도 모르는 사이에 체중조절에 문제가 발생하고 있으므로 가능한 조치를 취해야 한다.

있기 때문이다.

- ✓ 독성 간
- ✓ 가짜 지방
- ✓ 지방을 섭취한다는 두려움

✓ 인슐린의 과다분비

✓ 스트레스성 지방

실제로 위의 인자들이 체중에 어떠한 영향을 미치고 있을까? 이러한 문제를 해결하기 위하여 나는 지난 7년 동안 영양전문가들의 연구결과를 참조하였다. 팻플러시 프로그램은 임상적 근거를 배경으로 하고 있으므로 과학적으로 체중감소를 목표로 하는 사람들에게 적합한 프로그램이다.

숨겨진 원인 1 : 지쳐버린 독성 간

간은 우리 몸에서 가장 다재다능하며 중요한 기관이다. 간은 인체에서 가장 큰 장기이며 무게는 성인의 경우 1.2~1.5 kg 정도이다. 매분당 약 1.4~1.9 *l* 의 혈액이 간을 통하여 운반되고 있다.

중요한 간

간은 현재 확인된 것만 해도 400 종류에 달하는 화학 공정을 단시간에 수행하고 있다. 간은 인체에서 가장 중요한 기관이다. 해로운 물질을 해독시키고 몸에서 필요로 하는 중요한 단백질이나 화합물들을 합성하며, 호르몬의 함량을 조절하고, 면역증강인자들을 생성시키는 역할을 한다. 이와 같은 화학공정은 건강을 유지하는데 필수적이다. 예를 들어 간에서 합성되는 피브리노겐과 기타 혈액응고인자들은 상처를 입었을 때 인체를 보호하는 역할을 한다. 또한 간은 체중감소와 직접적인 연관성을 지니고 있는데 이는 팻플러시 프로그램의 핵심이 된다.

>>> **지방을 연소하는 기관 |** 간은 매일 소장에서 지방을 유화시켜서 흡수하는 담즙이라고 불리는 연두색의 액체를 1.14l 정도 분비한다. 담즙은 물, 담즙산 및 색소, 콜레스테롤, 빌리루빈, 레시틴, 칼륨, 나트륨, 염화물 등으로 구성되어 있다. 또한 간에서 가까운 담낭에 저장되어 소화 시에 장으로 이송된다.

담즙은 지방을 소화하고 동화시키는 간 능력의 실질적인 열쇠이다. 담즙을 구성하는 영양소가 결여되어 있거나 울혈(혈관의 일부에 정맥성 혈액이 증량되어 있는 상태)이나 담즙관이 응고되어 있는 경우, 담즙의 역할은 제 기능을 발휘할 수 없다. 이와 같은 장애요인은 답즙의 흐름을 방해하여 담즙의 생성량을 적어지게 만든다. 충분한 담즙이 생성되지 않으면 지방을 유화시킬 수 없다.

허리 주위가 지방으로 온통 쌓여 있어 간이 거의 지방으로 바뀐 것 같은 경우를 지방간이라고 한다. 지방간이 되면 간의 지방 가공처리 능력은 중단되며 이를 저장하기 시작한다. 그 이유는 곧 설명하기로 하겠다. 간의 기능이 다시 정상으로 회복되어야만 지방을 소화시킬 수 있게 된다.

>>> **효율적인 대사기관 |** 간에서는 지방 뿐만 아니라 탄수화물 및 단백질이 대사되어 인체에 필요한 영양소를 제공한다. 간은 탄수화물

대사에서 3가지의 역할을 수행한다. 첫 번째로, 간은 포도당, 과당 및 갈락토스를 글리코겐으로 전환시켜 이를 저장한다. 두 번째로, 혈당치가 저하되어 새로운 탄수화물이 공급되지 않는 경우에 간은 저장된 글리코겐을 포도당으로 전환시켜 이를 혈중에 방출한다. 세 번째로, 저탄수화물 음식을 섭취하는 경우 지방이나 단백질을 포도당으로 전환하여 혈당을 유지시키는 역할을 한다.

간은 섭취된 음식물을 아미노산으로 전환시켜 체중에 영향을 줄 수 있는 각종 단백질을 합성한다. 예를 들어 다수의 단백질은 혈류를 통하여 호르몬을 수송하고 있다. 체내의 호르몬 균형을 유지하는 것은 기타 건강상의 문제 뿐만 아니라 수분저류, 복부불쾌감 및 탐식 등을 피하는데 중요하다. 또한 각종 단백질은 손상된 콜레스테롤, 사용된 에스트로겐 및 인슐린 등과 같은 노폐물을 간에 이송하여 해독시키고 이어 신장을 통해 이들을 제거하게 된다.

〉〉〉 강력한 해독기관 | 간의 가장 중요한 기능이며 손상 시에 가장 큰 위험을 가져올 수 있는 기능의 하나로 매일 인체를 공격하는 각종 독소의 해독을 들 수 있다. 독소는 체내에서 위해한 효과를 자극하거나 초래할 수 있는 물질을 말한다. 내독소 등의 일부 독소는 인체과정에서 나타나는 자연적 부산물이다. 예를 들어 단백질 대사과정에서 암모니아가 생성되는데 간은 이를 요소로 분해하여 신장을 통해 배출한다. 선택적 독소의 예로는 알코올, 카페인 및 처방의약품 등을 들 수 있다. 이 외에도 우리가 숨을 쉬거나 접촉하는 환경에서 기타 수천가지의 독성물질이 존재하고 있는데 살충제, 자동차의 배기가스, 간접

매연, 화학적으로 합성된 음식첨가물 및 페인트, 카펫이나 청소기로부터 배출되는 실내 오염물질 등이 이에 해당한다. 인체는 정상적인 상태에서 항산화제가 활성산소를 중화시키는 것과 마찬가지로 독소를 중화시킨다. 또한 지용성 화학물질을 수용성 화학물질로 변형시키는 것과 마찬가지로 독소를 변형시키며 뇨, 변, 땀, 점막 및 호흡 등을 이용하여 독소를 제거한다. 건강한 간은 폐, 피부, 신장 및 장과 함께 해로운 독성물질을 해독하고 혈류를 오염시키지 않는 상태에서 독소를 제거한다.

해독과정은 2가지 단계가 서로 밀접한 조화를 이루고 있다. 1단계에서는 일군의 효소들이 독소를 연결하는 화학적 결합을 없애고 해체한다. 수산화작용이라고 알려진 1단계에서는 일부 독소를 수용성으로 전환시켜 일시적으로 보다 활성이 높은 물질로 만든다.

접합이라고 알려진 2단계에서는 기타 효소들이 화학적으로 변형된 독소나 중간체에 부착한다. 이들 효소들은 중간체를 완전히 전환시키며 비독성의 수용성 물질로 생성시켜 체외로 쉽게 배출되도록 한다.

간이 과부하 상태에 있을 때

간은 자신의 손상된 세포를 다시 재생할 수 있는 기관이지만 무적은 아니다. 간과 관련된 필수 영양소가 부족하거나 독소들이 과다하게 존재하는 경우 본래의 기능을 수행할 수 없게 되어 체내의 호르몬 불균형이 야기될 수 있다. 지방이 간에 축적되고 이어 피부나 기타 기관이 지방으로 가득차게 된다. 또한 독소의 수가 증가되어 혈류로 이행된다. 독성간이 나타내는 증상은 다음과 같다.

- ✓ 체중증가(특히 복부 주위)
- ✓ 셀룰라이트
- ✓ 복부불쾌감
- ✓ 소화불량
- ✓ 고혈압
- ✓ 콜레스테롤 수치의 상승
- ✓ 피로
- ✓ 기분의 두드러진 변화
- ✓ 우울증
- ✓ 피부발진

간이 활력을 잃게 되면, 인체의 모든 기관들이 영향을 받게되고 체중을 감소시키는 노력은 수포로 돌아간다. 혈관은 비대해지고 혈류의 양은 제한을 받는다. 독성간은 부신피질호르몬인 알도스테론을 분해시킬 수 없게 되어 축적된 이 호르몬은 나트륨(그리고 물)을 저류시키고 칼륨의 배설을 억제한다. 이에 따라 혈압이 상승할 수 있다. 또한 에스트로겐(에스트론 및 에스트라디올)의 구성성분을 해독할 수 없어 배출이 되지 않아 에스트로겐과 관련된 증상이 초래된다. 독성간은 포도당을 조절하는 작용을 할 수 없으므로 저혈당이 유도되어 체중증가 및 칸디다균의 과다성장을 초래할 수 있다. 또한 각종 독소를 처리할 수 없게 되어 이들 독소가 혈류를 이탈함으로써 면역반응을 유발하지 않게 된다. 이들 독소들의 반복된 공격으로 인체의 면역계는 과부하 상태가 된다. 몸에 수분이 과도하게 쌓이게 됨에 따라 낭창이나 관절염 등과 같은 자가면역 질환이 발현될 가능성이 높아진다. 오염물질과 독소에 의해 과부하 상태가 된 간은 지방을 효율적으로 연소시킬 수 없으므로 체중감소 노력은 헛수고에 그치게 된다.

간에 스트레스를 주는 물질

체중을 조절하는데 있어 간의 건강을 유지하는 것보다 중요한 것은 없다. 이는 간 기능을 높이는 물질을 섭취하면서 간에 손상을 가져오는 요인(예: 알코올)을 가능한 피하는 것을 의미한다. 비교적 알려지지 않은 간 기능 저해물질로는 카페인, 설탕, 트랜스지방, 약물 및 불충분한 섬유섭취량 등이 있다.

〉〉〉 카페인 | 영양전문가인 스테판 체르니스크는 그가 저술한 '카페인 블루스Caffeine Blues'에서 카페인에 영향을 받고 있는 12개의 중요한 인체기관과 그 처리과정을 언급하였다.

한 잔의 커피나 콜라 1캔을 마시면 카페인은 체내에 흡수된다. 체르니스크에 의하면 간은 신장의 도움없이 단독으로 카페인을 해독시켜야 한다. 신장은 뇨관을 통해 카페인 분자물질을 배설하려고 하지만 이들 물질은 신속하게 혈중으로 재흡수된다. 따라서 간은 단독으로 카페인을 해독시켜야 하는 것이다.

특히 여성은 카페인에 취약점을 드러낸다. 연구 조사에 의하면 여성은 남성보다 카페인을 서서히 해독시킨다고 보고되어 있다. 남성과 여성을 대상으로 카페인의 효과를 비교한 각종 임상시험에서 카페인을 섭취한 후 1시간 이내에, 여성이 남성에 비해 인지능력이 결여되고 보다 피곤함을 느끼는 것으로 관찰되었다. 이와 같은 현상은 카페인이 여성의 체내에서 보다 오랫동안 머물러 있을 뿐만 아니라 카페인과 호르몬이 상호작용을 일으키기 때문이다. 또한 피임약을 복용하고 있는 여성의 경우 섭취한 카페인을 해독시키는 시간은 평균 보다 약 2배 정도가 더 소요된다.

물론 "하루에 한 두 잔의 커피를 마셨을 뿐인데…"라고 생각할 수도 있다. 그러나 우리는 자신도 모르게 다량의 카페인을 섭취할 수 있음을 잊지 말아야 한다. 카페인은 초콜릿, 코코아, 홍차, 일부 음료수, 구아라나 열매의 보조성분 및 일부 일반의약품에도 함유되어 있다.

〉〉〉 **설탕** | 매년 미국에서는 1인당 68 kg의 감미료와 6.8~9 kg의 인공감미료를 소비하고 있다. 자신도 모르는 사이에 설탕을 소비하고 있는 것이다. 식품업체는 단지 단맛을 내기 위해서만 설탕을 사용하는 것이 아니다. 설탕은 케첩과 같은 음식물의 색깔을 유지시키고 빵이나 롤제품에 갈색의 껍질을 만들어 주며, 비알코올성 음료에 추가된다. 담배, 칫솔, 아스피린이나 헤어스프레이 및 우표에도 설탕이 들어 있다.

또한 설탕은 단순한 탄수화물에 지나지 않지만 원료상에서 다양한 형태로 존재하고 있다. 예를 들면 다음과 같다.

- ✓ 포도당
- ✓ 과당
- ✓ 자당

- ✓ 맥아당
- ✓ 유당
- ✓ 원당, 갈색당, 분말당
- ✓ 당밀, 꿀, 옥수수 시럽, 고과당 옥수수 시럽
- ✓ 합성당, 소르비톨, 만니톨 및 자일리톨

이러한 형태의 당은 대사과정에서 인체로부터 귀중한 영양소를 탈취하는데 그 중 아연은 간기능에 필수적인 물질이다. 또한 설탕은 간의 해독과정에 필요한 각종 효소의 생성을 억제한다. 이에 따라 간은 설탕을 콜레스테롤과 중성지방 등의 지방으로 전환시키는데 사력을 다할 수 밖에 없다. 그러나 이러한 간의 헌신적인 노력에도 불구하고 지방은 간이나 기타 기관에 쌓이게 되며 인체의 전형적인 지방저장 부위인 대퇴부, 둔부 및 복부에 축적된다.

또한 설탕을 섭취하면 진균류의 일종인 칸디다균이 과다증식할 수 있는 환경이 조성되어 복부 팽만감이나 부종 뿐만 아니라 간에도 스트레스를 준다. 이 곰팡이는 설탕을 발효시켜 신경독소인 아세트알데히드를 생성하고 혈중 암모니아 농도를 증가시켜 간을 손상시킨다. 또한 간은 칸디다균에 의해 생성된 각종 독소를 해독시키기 위해 많은 일을 하게 되어 간의 지방연소능력은 저하되게 된다.

〉〉〉 트랜스지방 | 앞서 밝힌 바와 같이 나는 1988년 '다이어트를 위해서는 적절한 지방을 사용하여야 한다' 는 개념을 대중에게 소개하였다. 그 당시 나는 '영양 분야의 영웅' 으로 대접받았고 15년이 지난 지

금도 이 자리를 계속 고수하고 있다. 물론 모든 지방이 좋은 것은 아니지만 체중감소에 있어 필수지방산은 건강을 증진시키는데 도움을 주는 물질이다.

나는 수년 동안 트랜스지방산이라고 부르는 트랜스지방의 사용을 피하도록 권장하고 있다. 트랜스지방은 식물성 기름에 수소를 첨가하는 과정에서 발생하는 지방산이다. 이 지방산은 액체상태의 식물성 기름을 마가린이나 쇼트닝과 같은 유지나 마요네즈소스와 같은 양념 등 고체 반고체 상태로 가공할 때 산패酸敗를 억제할 목적으로 수소를 첨가하는 과정에서 생성되는 지방산을 일컫는다. 산패는 유지를 공기 속에 오래 방치했을 때 산성이 되어 불쾌한 냄새가 나고, 맛이 나빠지거나 빛깔이 변하는 현상을 말한다. 트랜스지방산은 지방을 연소시키는 간의 능력을 저해한다. 이 지방산은 해독과정에서 2단계인 접합단계를 지연시켜 간의 지방축적물을 증가시키고 담즙농도를 진하게 하여 담즙이 담즙관을 통하여 수송되는 것을 방해한다. 일반적으로 액체 상태의 식물성 기름에는 트랜스지방이 적게 들어 있다.

〉〉〉 **약물** | 약물도 음식물과 마찬가지로 인체에서 사용할 수 있도록 가공 처리되고 있다. 이때 간은 중요한 역할을 한다. 그러나 일부 약물은 간을 혹사시키기도 한다. 예를 들어 호르몬 대체 요법을 실시하는 경우, 간은 보다 많은 수의 혈액응고 인자를 생성시켜야 하므로 약물과 관련된 호르몬을 분해하기 위하여 많은 수고를 한다. 다른 약물들은 간에 축적될 수 있는 노폐물을 생성한다. 현재 인기있는 진통제인 타이레놀의 유효성분인 아세트아미노펜이 여기에 해당한다. 텍사

스 대학 의학센터에서 실시한 임상시험에서 300명의 간부전 환자 중 38 %와 307명의 중증 간손상 환자 중 35 %는 과다한 아세트아미노펜의 복용과 연관성이 있다고 보고되어 있다.

간에 잠재적으로 위해한 약물은 다음과 같다.

- ✓ 비스테로이드성 소염제
- ✓ 콜레스테롤 저하제
- ✓ 당뇨병 치료제
- ✓ 중성지방 저하제
- ✓ 항진경제
- ✓ 호르몬제제(예: 에스트로겐, 타모시펜)

또한 다음과 같은 영양보조제를 정규적으로 복용하는 경우 간에 손상을 가할 수 있다.

- ✓ 떡갈나무 수풀(샤프랄 chaparral)
- ✓ 지치(캄프리 comfrey)
- ✓ 개곽향(저먼더 Germander)
- ✓ 박하류(페니로얄 pennyroyal)
- ✓ 고용량의 비타민 A
- ✓ 아나볼릭 스테로이드(근육 강화제)
- ✓ 마황(Ephedra)
- ✓ 용담(Gentian)

- ✓ 센나(Senna)
- ✓ 상어 연골
- ✓ 황금(Scutellaria)
- ✓ 길초근(Valerian)

현재 자신이 약물을 복용하여 간이 걱정된다고 해도 해당 약물의 사용을 중단하지 말고 의사와 미리 상의하여야 한다. 간기능 검사는 언제나 받을 수 있다. 현재 복용하고 있는 약물을 간손상의 위험이 잠재적으로 낮은 약물로 대체할 수도 있다. 예를 들어 대부분의 약물들은 저용량으로 투여할 수 있으며, 다른 제형(예: 패치, 환제 또는 주사) 또는 합성성분보다는 천연성분으로 대체할 수 있다. 이러한 방법으로 체중이 증가되거나 간 기능을 손상시키는 부작용없이 치료를 받을 수 있다. 체중증가나 기타 약물부작용에 대한 치료상의 이점을 고려하여 치료 유무를 결정하여야 한다.

〉〉〉 **불충분한 섬유섭취량 |** 전문가들은 건강을 위해 20~35 g의 섬유를 섭취하도록 권고하고 있으나 대부분의 1일 섬유섭취량은 약 10~12 g에 지나지 않는다. 섬유질을 섭취하게 되면 각종 독소를 체외로 배출시키는 이점이 있다. 예를 들어 아마씨의 불용성 섬유질은 소화관에서 물을 흡수하여 장의 연동운동을 촉진하므로 장내에 머무는 시간을 줄여서 노폐물을 쉽게 배출할 수 있다. 충분한 양의 섬유질을 섭취하지 않는 경우 90 % 이상의 콜레스테롤과 담즙산이 재흡수되어 간으로 재순환된다. 이에 따라 간에 부담을 주어 지방을 연소시

키는 능력을 감소시킨다. 간의 움직임이 활발하지 않거나 간의 과부하 상태가 계속되면 지방대사능이 현저하게 떨어져서 체중을 증가시키는 요인이 된다.

지친 독성간을 위한 팻플러시 프로그램의 역할

이제 팻플러시 프로그램에서는 크랜베리 주스-물 혼합물과 안토시아닌, 카테틴, 루테닌 및 퀘르세틴 등과 같은 식물영양소의 강력한 공급원인 차전자피 또는 아마씨로 만든 롱라이프 칵테일을 소개하고자 한다. 이 식물영양소는 강력한 항산화제로서 간의 시토크롬 P-450에 의한 1단계 및 2단계 해독경로에서 영양 보충과 보조인자 역할을 담당한다. 또한 이러한 식물영양소는 림프의 지방 소구체를 소화한다. 이 칵테일의 섬유질은 인체의 지방흡수를 차단하고 체지방의 배설을 촉진하며 독소와 결합하여 이들이 체내로 재흡수되지 못하게 한다.

팻플러시 프로그램의 온수-레몬 음료에서 레몬은 최적의 지방대사와 간 재생에 필수적인 역할을 하는 담즙의 생성에 기여한다. 또한 레몬은 장의 연동운동을 촉진하여 음식 노폐물이 소화관을 통하여 체외로 쉽게 배출하도록 도와준다.

또한 크랜베리 주스-물 혼합물과 물을 섭취하면 간의 2단계 해독과정에서 신체 노폐물의 농도를 희석시켜 배출을 촉진하게 된다. 인체가 적절한 수화상태를 유지하는 경우 에너지로 사용하기 위해 저장된 지방을 효율적으로 사용할 수 있다.

매일 섭취하는 단백질은 간의 건강과 기능을 유지하는데 중요하다. 단백질은 대사율을 25%까지 증가시켜 해독과정에 필요한 각종 효소의 생성을 활성화시키고 독소를 분해하여 이를 수용성 물질로 전환시킨 후에 배출한다. 또한 간은 지용성 영양소를 흡수하는데 필수적인 담즙을 생성하기 위하여 단백질을 필요로 하고 있다. 단백질은 시스테인과 같은 아미노산을 제공하여 인체가 요구하는 항산화제인 글루타티온을 생성하게 된다. 이 효소는 간의 해독과정에서 생성된 활성산소 유리라디칼을 제거하는 효소 중 하나이다.

기름기가 적은 소고기나 양고기 등의 붉은색 고기는 높은 함량의 L-카르니틴을 가지고 있다. L-카르니틴은 혈중에서 간효소를 정상화시키며 간이 지방산을 사용하고 이를 대사하는데 중요한 역할을 한다. 사람의 간에서 주로 합성되는 L-카르니틴은 아미노산의 일종이며 비타민 B와 유사하다. 영양소로서의 지방은 세포내 소기관의 하나인 미토콘드리아로 유입되어 연소되는데, 지방 그대로는 미토콘드리아에 진입할 수 없다. L-카르니틴과 결합함으로써 마침내 미토콘드리아막을 통과할 수 있는 것이다. 결국 L-카르니틴이 부족하면 지방 연소가 힘들어 진다. 또한 L-카르니틴은 음식물의 산화과정에서 부산물로 생성되는 유리라디칼의 축적을 피하기 위하여 미토콘드리아로부터 인체 노폐물을 제거하는데 도움을 준다. 각종 동물실험에서 카르니틴은 강력한 독소로부터 간을 보호한다고 알려져 있다.

한 임상시험에서 팻플러시 프로그램이 제시하는 다이어트를 실시하면서 매일 가벼운 운동과 함께 1 g 이상의 L-카르니틴을 섭취하는 경우 12주 후에 4.5 kg의 지방을 연소시킬 수 있다고 보고하였다.

또한 아마씨 기름을 사용하여 대사항진 작용을 유도함에 따라 간에 존재하는 지용성 독소를 유인하여 결합하는 능력을 높여 이들 독소가 체외로 쉽게 배출될 수 있도록 하였다. 아마씨 기름에 들어 있는 각종 필수지방산은 지방을 분해하는데 중요한 역할을 하는 담즙생성을 자극한다.

달걀은 타우린, 시스테인, 메티오닌 등의 유황계 아미노산을 공급하는 다이어트 식품이다. 달걀은 간의 담즙생성 조절에 필요하다. 또한 건강한 간에 요구되는 영양소인 포스파티딜콜린• 을 공급하며, 간이나 기타 기관에 유해한 콜레스테롤 산화를 방지하는 레시틴을 만드는 매우 우수한 식품이다. 달걀과 심장병의 관계를 염려하고 있다면 다음 내용을 살펴보기로 하자.

1999년에 미국의사회 저널JAMA의 다이어트 분석 연구는 8~14년의 기간 동안에 약 40,000명의 남성과 80,000명의 여성을 대상으로 하였다. 이 보고서는 건강한 남성과 여성 모두 달걀섭취와 관상동맥 질환이나 발작 사이에 어떠한 연관성도 발견되지 않았다고 밝혔다. 팻플러시 프로그램에 따라 하루에 2개의 달걀을 섭취하는 것은 무방하다.

팻플러시 프로그램의 메뉴에는 십자화과 채소가 포함되어 있다. 브로콜리, 싹눈양 배추 및 케일 등은 각종 독소를 비독성 노폐물로 전환시켜 체외로 배출시키는 설포라페인을 다량 함유하고 있다.

또한 허브와 향신료는 간을 보호하여 지방대사를 촉진시키기 위하

• 포스파티딜콜린(phosphatidyl choline) : 동물 · 식물 · 효모 · 곰팡이류에 널리 존재하는 인지질(燐脂質), 레시틴이라고도 한다.

여 선별된 것이다. 마늘이나 양파는 담즙분비를 자극하여 간기능을 보조하는 역할을 한다. 생강 뿌리Gingerroot는 대사를 촉진하며 지방세포의 독성이 증가되는 것을 감소시키고 담즙의 흐름을 돕는다.

보조물질로는 지방분해 허브인 서양민들레 뿌리, 밀크티슬(큰 엉겅퀴), 강황 및 오레곤 포도 뿌리 등을 들 수 있다. 지방분해물질은 간세포의 지방저장율을 감소시키며, 지방 대사를 촉진한다. 서양민들레 뿌리는 고함량의 비타민 A와 기타 영양소를 함유하고 있어 간기능을 보조하고 지방대사를 촉진하는 2가지 작용을 가지고 있다. 또한 보다 많은 양의 담즙을 간에서 합성하여 담낭으로 이송하는 동시에 담낭을 수축시켜 저장된 담즙을 방출함으로써 지방대사를 보조하게 된다.

2,000년 이상 동안 사용되어 온 밀크티슬Milk thistle은 간 효소의 생성을 증가시키고, 손상된 간세포를 수복하는데 도움을 주며 일부 독소의 효과를 차단한다. 큰 엉겅퀴의 유효성분인 실리마린이 간기능의 보조역할을 담당한다는 것은 100개 이상의 학술 논문에 발표된 바 있다. 생강 뿌리의 일종인 강황(터메릭)은 강력한 항산화제로 유해산소로부터 간을 보호하는 베타-카로틴의 우수한 공급원으로 알려져 있다. 오레곤 포도 뿌리Oregon grape root는 간을 자극하여 담즙생성을 규제하는데 도움을 준다.

보조성분으로 소개된 기타 지방분해물질의 예로는 비타민 B 복합체인 포스파티딜콜린과 이노시톨, 아미노산인 메티오닌 및 지방소화효소인 리파아제 등을 들 수 있다. 이들 물질들은 과다한 지방생성을 억제하며, 혈류를 통하여 쉽게 이송될 수 있도록 지방의 농도를 묽게 하거나 유화시키는 작용을 한다.

팻플러시 프로그램 항목에 포함하는 것 만큼이나 중요하게 반드시 제외해야하는 물질이 있다. 제외해야할 것은 카페인, 설탕, 알코올, 빵, 대두 소스, 대부분의 식초류(항칸디다 사과 사이다 식초 제외), 후라이드식품의 트랜스지방, 마가린, 야채 쇼트닝 및 시판 중인 채소 기름이다. 이들은 해독 단계를 응고시켜 간기능을 떨어뜨리거나 칸디다균의 생성을 증가시킨다. 곰팡이 독성물질인 아세트알데히드는 간에 극히 유해한 물질이며 지방연소를 억제한다.

팻플러시 프로그램에는 최근 열을 발생시키는 것을 알려진 여러 종류의 허브가 제외되어 있다. 이 중 하나로 마황을 들 수 있다. 마황은 인체의 스트레스 반응에 관여하고 혈당치를 유지시키는 부신을 자극한다. 마황을 오랫동안 섭취하면 부신의 고갈을 초래할 수 있다. 또한 마황은 혈관을 수축시키며, 혈압이나 심박수를 상승시킨다. 이와 같은 부작용은 당뇨 환자, 심장병 환자, 고혈압 환자 또는 신장병 환자에게 치명적인 것이 될 수 있다. 콜라 너트Kola nut, 구아라나guarana 및 마테mate는 카페인을 함유하고 있으며, 화이트 윌로우 수피White willow bark(아스피린의 전구물질)는 살리실산의 함량이 높아 혈액희석 작용과 같은 부작용을 초래할 수 있다.

숨겨진 원인 2 : 가짜 지방

인체는 정상적인 상태에서 체중의 60~70 %가 물로 구성되어 있다. 물의 약 3분의 2는 세포에 들어 있으며 나머지는 혈액, 체액 및 세포 간의 공간에 존재한다. 물은 인체에 필수적이다. 물은 독소를 몰아내고, 호흡기계에 습윤을 부여하며, 모든 신진대사 과정의 일환이 된다. 인체의 각종 세포들은 모세혈관을 통해 필요한 양의 물을 공급받아 인체노폐물이나 과도한 물을 신장으로 운반하고 있다.

그러나 다수의 어떤 사람들은 이들 조직에 4.5~7 kg의 물이 여분으로 포집되어 있다. 이 여분의 물로 인하여 복부불쾌감, 셀룰라이트와 얼굴이나 눈의 부종이 발생한다. 내가 존경하는 동료인 엘슨 하스 의사는 이를 '가짜 지방'이라고 부르고 있다. 즉 체중 증가가 지방조직이나 순수지방의 증가때문이 아니라 과다한 물의 존재로 일어나는 것이다. 물에 침수된 조직이 발생하는 것은 여러 가지 이유가 있는데 주요 원인은 다음과 같다.

- 극히 적은 물과 단백질의 섭취
- 음식물에 대한 감수성
- 호르몬 변동
- 특정 약물

수분부족 및 저류

역설적이지만 극히 적은 양의 물을 섭취하면 인체는 물을 저류시키게 된다. 신장이 인체노폐물을 배출하기 위해서는 적절한 양의 수분을 섭취해야 한다. 수분섭취율이 낮으면 신장은 물을 저장하게 되는 것이다.

또한 불충분한 수분은 림프계의 작용을 둔화시킨다. 이 림프계의 기관, 조직 및 소채널은 세포노폐물과 기타 이물질을 여과하며 림프관을 수축시켜 그 잔해를 외부로 밀어낸다. 일부 과학자들은 작용이 둔화된 림프계가 세포노폐물을 적절하게 배출할 수 없으므로 그 노폐물은 지방세포에 축적되어 셀룰라이트를 초래한다고 생각하고 있다. 벨기에의 브뤼셀 대학에서 실시된 임상시험과 이를 인용한 댄시 의사는 저서인 '셀룰라이트 해법'에서 셀룰라이트를 가지고 있는 여성은 림프계에 결함이 있다는 사실을 확인하였다.

단백질과 지방에 대한 강박관념으로 식탁에서 중요한 영양소를 멀리하고 수분저류를 확산시키고 있다. 단백질은 조직성장에 중요하며, 면역계를 증강시키고 지방을 연소시킨다. 그러나 친수성 물질은 수분저류에 영향을 미치는 특성을 지니고 있다. 혈액을 순환하고 있는 단백질은 세포간, 세포내 및 동맥이나 정맥 내에서 물 분자를 유인하여 수분의 양을 조절한다. 혈액이 신장을 통해 순환하면서 과다한 수분은 제거된다. 그러나 인체의 단백질이 결핍되면 수분은 혈관의 공간에서 세포간 공간으로 누출된다. 수분이 세포간 공간에 포집되어 셀룰라이트, 수분저류, 배의 불쾌감 및 물에 의한 체중증가를 유발하는 것이다.

음식물에 대한 반응

60~80 %의 사람들은 한 가지 이상의 음식물에 대하여 감수성을 나타내고 있다. 감수성의 경우 진성 알레르기와 다르게 자극적인 음식물을 섭취한 후 다수 지연된 반응이 관찰된다. 지연된 반응은 음식물에 대한 증상을 판단하기 어렵게 만든다. 음식물 감수성과 관련된

각종 증상은 다음과 같다.

- ✓ 두통
- ✓ 기침
- ✓ 시력장애
- ✓ 빠른 심장박동
- ✓ 소화불량
- ✓ 피로
- ✓ 무릎부종
- ✓ 기분의 두드러진 변화

또한 음식물에 대한 감수성은 수분저류 및 탐식에 의한 폭식으로 체중증가의 원인이 되고 있다.

〉〉〉 음식물 감수성에 대한 반응 | 우리 몸의 면역계는 이물질에 의한 신호에 대해 항체를 방출한다. 음식물에 대한 민감성의 경우 이와 관련된 항체는 혈중에서만 관찰되는 면역글로불린GIgG이다. 이물질인 음식물 거대분자가 소화관을 떠나 혈류에 유입되고 혈중에서 IgG가 이 거대분자를 만나게 되면 면역반응이 시작된다. 각종 히스타민과 기타 화학물질이 방출되어 그 해당 부위는 여분의 액체로 가득해져 이물질인 음식물 입자를 씻어버리게 된다. 해당 음식물 분자가 계속 조직에 남아 있는 한 여분의 액체는 계속 남아있게 된다.

인체는 이와 동시에 코티솔cortisol* 및 알도스테론aldosterone** 을 포함한 각종 호르몬을 방출하여 나트륨의 유입을 증가시킨다. 나트륨은 물을 세포와 조직으로 끌어 들인다. 위장관계에서 이물질인 음식물 분자들은 장 호르몬인 콜레시스토키닌 및 소마토스타틴 등의 생성을 자극하여 장 조직의 수분저류를 초래한다.

히스타민과 기타 화학물질이 생성됨에 따라 혈관이 확장되거나 수축되어 조직으로 누출된 액체는 2차 염증반응과 부종을 초래한다. 누출된 액체는 흔히 단백질을 동반하는데 이 단백질은 나트륨을 유인하여 보다 많은 액체를 요구하게 된다.

물에 침수된 조직으로 인한 체중 증가와 더불어 음식물에 대한 감수성도 지방조직으로부터 체중증가를 유발한다. 이는 이물질 음식물에 대한 높아진 갈망이나 인체대사의 붕괴로 기인된 것이다. 또한 과다한 액체를 각종 조직으로 펌프질하는 면역반응으로 인체의 고통기전이 유발되고 각종 천연 화학물질과 호르몬이 동원된다.

첫 번째로, 엔돌핀이 동원된다. 이 천연 아편양 물질은 즐거운 느낌의 안도감을 불러일으키지만, 그 작용 효과는 수분에서 수 시간에 불과하다. 엔돌핀의 양이 감소되면 불안감이 조성되어 이물질인 음식물을 계속 찾게 되어 즐거운 기분을 다시 맛보려고 하게 된다. 갈망이 계속 나타나게 되는 것이다.

- 코르티솔(cortisol) : 부신 피질에서 분비되는 호르몬의 하나
- •• 알도스테론(aldosterone) : 부신피질 호르몬 중에서 가장 대표적인 스테로이드 호르몬으로 다른 부신피질 호르몬과는 달리 당질 대사를 조절하며 생체의 전해질, 특히 나트륨과 칼륨의 대사에 강한 작용을 한다.

두 번째로, 부신에서 에피네프린•, 노르에피네프린••, 코르티솔과 같은 호르몬을 방출하여 인체에 폭발적인 에너지를 제공하고 기분을 고양시켜 준다. 이들 호르몬이 고갈되면 피로와 분노가 유발된다. 인체는 다시 한번 에너지를 회복시키기 위하여 이물질인 음식물을 계속 찾게 된다.

세 번째로, 인슐린 농도가 불안정하여 혈당치가 저하된다. 각종 세포는 에너지 촉진물질을 갈망하게 되어 특히 탄수화물의 공급을 절실히 필요로 한다.

마지막으로, 신경전달물질인 세로토닌의 양이 감소된다. 이 화학물질은 허기를 조절하는 뇌의 시상하부에서 분비되고 있으며 주로 백혈구에 의해 운반된다. 음식물을 섭취하게 되면 인체는 세로토닌에 의해 포만감을 나타내는 신호를 보내고 배고픔이 사라진다. 그러나 반응성 음식물에 대하여 인체의 면역계가 높은 반응을 나타내면 세로토닌을 운반하는 백혈구는 '이물질인 음식물'과 싸우는데 전념하게 된다. 그 결과 세로토닌을 뇌로 이송시키기 위하여 고탄수화물 음식을 갈망하게 되는 것이다.

이와 같이 호르몬과 화학물질의 농도가 붕괴되면 대사과정에 악영향을 미친다. 따라서 체중이 증가하는 것은 놀라운 일이 아니다. 에피

• 에피네프린(epinephrine) : 신경 전달 물질의 하나. 교감 신경을 자극하여 혈압을 상승시키고, 심박동 수와 심박출량을 증가시킨다.

•• 노르에피네프린 (norepinephrine) : 교감 신경계의 신경 전달 작용을 하는 부신 수질에서 아드레날린과 함께 분비되는 호르몬.

네프린의 양이 고갈되어 지방저장 속도가 증가되거나 신호 호르몬의 불균형으로 인해 갑상선의 기능이 적절하게 이루어지지 않는 경우, 대사활동은 서행된다. 갑상선은 인체의 지방연소과정에 관여하는 주요 구성성분이다. 또한 일부 음식물에 대한 인체반응은 GLA 등의 지방연소 필수지방산을 흡수하는 인체능력을 간섭하게 된다.

〉〉〉 인체의 반응성을 유발하는 음식물 | 인체에 파괴적 면역반응을 유발하는 음식물은 어떤 것일까? 의사인 하스 박사, 클론 박사 등이 인체에 반응성을 유발하는 음식물로 지목한 것은 다음과 같다.

- ✓ 낙농제품
- ✓ 밀
- ✓ 설탕
- ✓ 효모

인체는 거의 모든 음식물에 반응을 나타내지만 위 물질은 음식물에 대한 인체반응의 80 % 이상을 차지하고 있다.

이 같은 음식물에 대한 인체반응은 주로 부적절한 소화로 인해 발현되는데 부분적으로 소화된 음식물 거대분자는 혈류에 들어가 면역반응을 유발한다. 부적절한 소화로는 너무 빨리 먹는 것과 적은 양의 섬유질을 섭취하는 것, 동일한 음식을 반복해서 먹는 것 등이 거론되고 있다. 옥수수 시럽, 조미료에 많이 들어있는 글루탄산나트륨 그리고 글루텐은 특히 인체에 유해하다.

1996년 미국 위장관학회지Gastroenterology에서 발표된 보고서에서 250명 중 1명이 글루텐에 대하여 중증의 반응을 나타내었음을 확인하였다. 글루텐은 단백질을 함유한 물질로 밀, 호밀, 귀리 및 보리 등의 곡류에서 관찰되고 있으며 밀가루 반죽에 탄성을 준다. 글루텐에 대한 인체반응은 빵이나 파스타에서 파이 껍질, 머핀, 베이글 및 케이크에 이르기까지 밀을 사용한 음식물에서 발생하고 있다. 글루텐은 장관내막에 손상을 가할 수 있으며, 염증을 유발하고 특히 비타민 B의 체내흡수를 억제한다. 결국 글루텐이 함유된 음식물이 인체반응을 유발하면 배의 불쾌감 뿐만 아니라 습진, 피로, 장내가스, 빈혈 등이 나타날 수 있다.

〉〉〉 칸디다균 및 음식물에 대한 인체반응 | 섭취된 음식물이 완전히 소화되기 전에 혈류로 옮겨가는 원인으로 칸디다증을 들 수 있다. 이는 진균류에 속하는 칸디다 알비칸스라는 곰팡이의 증식으로 일어나는 병이다.

원래 칸디다는 정상적인 피부, 점막, 분변, 객담, 뇨 등에 존재한다. 인체에는 해가 없지만, 항생물질이나 부신피질호르몬을 사용한 경우나 인체의 감염방어력이 저하된 경우에는 이상증식을 하여 병을 일으킨다. 칸디다는 비침습성 포자형태에서 실과 같이 균사체로 성장하는 곰팡이 형태로 변화된다. 이러한 형태로 칸디다는 장관막을 통해 기타 세포로 침투하여 영양소를 흡수한다. 또한 칸디다는 기타 세포로 유주하여 아세트알데히드 등의 독소를 분비하여 인체면역계를 괴롭힌다. 또한 칸디다는 정상적인 호르몬 생성을 방해하는 호르몬양 물질을 분비한다. 예를 들면 칸디다는 에스트로겐을 자극하여 그 분비를 증가시키고 면역계에 대한 호르몬 신호를 방해한다.

음식물 거대분자는 혈류로 들어가 음식물에 대한 인체반응을 일으킨다. 쥐를 이용한 동물실험에서 칸디다는 또 다른 알레르기반응을 유발하는 히스타민의 분비를 자극하고 있다고 보고되었다. 다발성 알레르기를 앓고 있는 약 80 %의 사람들이 칸디다균의 이상증식을 경험하고 있다.

칸디다증과 관련된 증상은 음식물에 대한 인체반응과 유사하여 피로, 두통, 배의 불쾌감, 속쓰림 및 변덕스러움이 나타난다.

칸디다증은 설탕이나 정제된 탄수화물 음식을 섭취하면 더욱 강력해진다. 음식 알레르기로 인하여 갈망하게 되는 식품은 칸디다균이 가장 좋아하는 것이다. 예를들면 단 것, 칩 및 파스타는 칸디다균의 증식을 촉진하는 환경을 만들어 준다. 건조과실, 빵이나 맥주 등의 곰팡이 발효식품을 섭취하는 경우 상황은 더욱 악화된다.

필수지방산, 비타민 및 필수아미노산이 결핍된 다이어트는 면역계를 약화시키고 칸디다증을 유발할 수 있다. 또한 칸디다균의 이상증식은 피임제를 복용하고 있는 여성이나 항생제 또는 코르티손계 약물을 복용하는 사람에게 통상적으로 나타난다.

여성호르몬 : 천연 및 합성

여성의 신체는 사춘기부터 에스트로겐과 프로게스테론의 균형에 영향을 받는다. 배란기에는 에스트로겐이 분비되어 열발생(지방연소)을 억제함에 따라 지방생성이 증가된다. 이어 지방이 보다 많은 에스트로겐의 분비를 자극함으로써 많은 지방이 체내에 쌓이게 된다. 동시에 프로게스테론의 농도는 감소되어 수분저류와 함께 항이뇨 호르몬의 분비를 자극한다. 이와 같은 호르몬의 균형은 임신을 준비하는 인체에 중요한 것이며 이 시기에 체액과 지방의 양은 증가된다.

〉〉〉 호르몬 균형이 붕괴되었을 때 | 그러나 너무나 많은 여성들에게 이와 같이 자연스러운 호르몬 사이클이 붕괴되어, 지방과 수분저류가 유도된 결과 체중증가는 계속되고 있다. 에스트로겐 농도가 상승하면 에스트로겐 과다증이 초래된다. 에스트로겐 과다증의 대표적인 증상으로 지방증가(특히 복부, 둔부 및 대퇴부), 대사활동저하, 배의 불쾌감 및 수분저류 등이 있다. 에스트로겐은 나트륨 저류를 촉진할 수 있으므로 수분저류가 빈번하게 관찰된다. 이 같은 호르몬은 세로토닌을 분비시키는데 필요한 아미노산의 일종인 트립토판의 대사과정을 변화시킨다. 세로토닌이 결핍되면 음식물에 대한 갈망과 체중증가를 초래하게 된다. 에스트로겐의 농도가 프로게스테론 보다 높으므로 갑상선기능저하증을 유발할 수 있다. 정상적으로 작용하는 부신은 췌장이 인슐린을 분비하도록 신호를 보내는 호르몬을 분비한다. 그러나 갑상선의 기능이 저하되면 적은 양의 인슐린이 분비되어 탄수화물 음식에 대한 식욕 증가와 저혈당을 유발한다.

나는 레이몬드 피트 박사와 존 리의 연구결과에 힘입어 프로게스테론의 역할에 대하여 많은 지식을 얻게 되었다. 이 호르몬은 뇌의 시상하부에 신호를 보내어 체온을 증가시키고 이어 안정기의 대사율을 증가시킨다. 프로게스테론의 농도가 낮으면 연간 15,000~20,000 칼로리 이하를 연소시키므로 수분저류가 높아진다. 불충분한 양의 프로게스테론이 분비되는 것은 프로게스테론의 전구물질인 아연과 비타민 B_6가 결핍되어 있거나, 배란기가 불규칙하여 프로게스테론을 생성하는 황체가 없기 때문이다. 또한 과도한 스트레스로 인하여 프로게스테론이 다른 화학물질로 전환되기 때문으로 볼 수 있다.

한편 고농도의 프로게스테론은 식욕을 높인다. 음식물의 체내흡수를 증가시키는 장내 연동시간을 지연시켜 인슐린 수치를 상승시킬 수 있다. 그 결과 지방세포에 의해 혈중 포도당이 추가로 흡수되어 진짜 지방을 축적하게 된다.

〉〉〉 호르몬 불균형의 원인 | 에스트로겐대체요법ERT• 과 호르몬대체요법HRT 은 에스트로겐과 프로게스테론의 불균형을 초래하는 원인으로 확인된 바 있는데, 현재 수 백 만명의 여성들이 호르몬대체요법을 받고 있다. 이 두 가지 요법을 조사한 임상시험에서 체중과 관련된 상충적인 결과가 나타났다. 예를 들어 원숭이에게 합성 프로게스틴(일종의 프로게스테론)을 투여하였을 때 원숭이의 체중이 증가하였으며, 지방이 복부 주위에 축적되었고, 과다한 인슐린이 분비되었다. 반면 원숭이에게 천연 프로게스테론과 함께 에스트로겐을 투여한 경우에는 합성 프로게스틴과 관련된 현상은 관찰되지 않았다.

다수 군의 여성을 대상으로 실시된 각종의 임상시험에서 에스트로

• 에스트로겐대체요법(ERT, Estrogen-replacement therapy) : 갱년기에 들어선 여성에게 부족해지는 여성 호르몬을 보충하여 폐경기증후군을 예방하고 치료한다.

겐대체요법ERT , 호르몬대체요법HRT과 관련하여 체중증가 및 지방분포와 함께 두 요법의 긍정적, 부정적 효과를 분석한 바 있다. 1997년 내분비내과 분야 권위지인 '임상 내분비 및 대사 저널'에 발표된 폐경기 에스트로겐과 프로게스테론의 임상시험에서 3년 동안 피험자의 평균 체중은 치료요법의 형태에 따라 0.68 ~ 1.3 kg까지 증가하였다. 위약을 투여한 여성의 평균체중은 2.0 kg가 증가하였다.

임신 예방, 생리주기 조절, 여드름 치료를 위해 피임제를 복용하고 있는 여성에게서 관찰되는 부작용으로 체중증가를 들 수 있다. 피임제는 무배란 상태를 야기시킬 수 있으며, 배란이 없게 되면 프로게스테론의 결핍을 유도하여 대사를 지연시키고 수분저류를 촉진할 수 있다. 또한 피임제는 인슐린을 조절하는데 문제를 야기시켜 칸디다증을 유발시킬 뿐만 아니라 탄수화물 음식물에 대한 탐식을 초래한다.

복부팽만감

유감스러운 것은 피임제나 에스트로겐대체요법, 호르몬대체요법 등의 치료제가 수분저류, 복부팽만감 및 체중증가를 일으키는 유일한 약물이 아니라는 사실이다. 집에 있는 약품 보관함을 열어보면 체중감량 노력을 무산시키는 처방의약품이 한가지 이상 들어있을 것이다. 예를 들어 항우울제를 복용하는 환자의 89 %는 체중증가를 경험하고 있다. 일부 환자에게 체중증가를 유발하는 약제는 다음과 같다.

- ✓ 항에스트로겐 제제
- ✓ 항히스타민제

- ✓ 베타차단제 및 기타 혈압제제
- ✓ 코르티코스테로이드 제제
- ✓ 항당뇨병제제
- ✓ 비스테로이드성 소염제
- ✓ 수면제 및 진통제

이러한 약물이 체중증가에 영향을 주는 것은 작용기전에 따라 다르다. 예를 들어 베타차단제는 지방세포의 베타수용체를 차단함에 따라 작용한다. 베타수용체는 세포로부터의 지방배출에 관여하는데, 차단되는 경우 체중이 증가된다. 호르몬과 동일한 작용을 나타내는 코르티코스테로이드 제제인 프레드니솔론은 천연의 코티솔보다 5배의 강력한 활성을 가지고 있다.

각종 약물은 간접적으로 체중증가를 유발한다. 또한 두통, 피로 및 관절통 등의 부작용으로 인하여 운동을 하거나 건강식을 준비하는데 영향을 줄 수 있다.

그러나 현재 자신이 피임제, 에스트로겐대체요법, 호르몬대체요법, 기타 다른 약물을 복용하고 있다고 해서 약물의 사용을 중단하면 안 된다. 이들 약물이 체중증가와 연관되어 있다고 의심되면 의사와 미리 상의하여야 한다. 예를 들어 대부분의 약물들은 저용량으로 투여할 수 있으며, 다른 제형(예 : 패치, 환제 또는 주사)으로 바꾸거나 합성성분을 천연성분으로 대체할 수 있다. 이 같은 방법으로 체중이 증가되거나 간의 기능을 손상시키는 부작용 없이 치료를 받을 수 있다. 체중증가나 기타 약물부작용에 대한 치료상의 이점을 고려하여 치료 유무를 결정하여야 한다.

팻플러시 프로그램의 또 다른 목적은 가짜 지방으로 인한 체중증가를 억제하는데 있다. 이와 함께 호르몬이 균형 상태에 있게 되고, 인슐린은 조절될 수 있다. 주요 영양소 및 오일이 프로그램에 포함되어 있으므로 더 이상 약물에 의존하지 않아도 인체의 기능이 정상화될 수 있다. 여드름은 피임제를 복용하지 않아도 제거될 수 있다. 음식에 대한 감수성으로 인해 유발된 우울증과 피로감은 개선되어 항우울제에 대한 의존도를 감소시킬 수 있다.

가짜 지방에 대한 팻플러시 프로그램의 효과

팻플러시 프로그램은 바로 첫날부터 수분저류 개선을 목표로 한다. 1단계인 첫날에 마시게 되는 크랜베리 주스와 물은 강력한 이뇨작용을 나타낸다. 크랜베리의 주성분인 알부틴arbutin은 물을 흡수하여 이를 신장에서 배출하도록 한다. 이와 동시에 크랜베리 주스는 셀룰라이트에 작용하는데 이 과일에 함유된 플라보노이드는 림프계가 부드럽게 작용하도록 도와준다.

1.8l 의 크랜베리 혼합물(1단계) 및 1.3l 의 물(2단계 및 3단계)을 마시게 되면 신장과 림프계는 노폐물과 지방을 제거하는데 필요한 액체를 지니게 된다. 섭취하는 물은 정제된 것이거나 탄산이 없는 것이 바람직하다. 물은 인체의 노폐물을 제거하고, 조직의 습윤상태를 유지시키며 칼로리를 연소시키는 역할을 한다. 팻플러시 프로그램에서 소개하는 레몬주스는 이뇨작용을 도와 신장의 이뇨작용을 강화시킨다. 또한 프로그램에서 소개하는 빠른 걷기 운동요법은 림프계를 강화시

켜 체내의 셀룰라이트 제거에 일익을 담당하게 된다.

1일 2회 마시게 되는 롱라이프 칵테일은 희석된 크랜베리 주스와 차전자피psyllim 또는 아마씨의 혼합물이다. 아마씨는 식물성 에스트로겐인 리그난이 가장 많이 함유된 식물이다. 아마씨는 체내에서 에스트로겐 수용체와 결합하여 각종 호르몬을 에스트로겐으로 전환시키는 효소를 방해하므로 에스트로겐 과다증으로 인한 수분저류와 체중증가를 억제하는데 도움을 준다.

실제로 프로그램에 참가한 중년여성의 경우 아미씨와 GLA성분들이 천연 호르몬요법으로 작용하여 지방 생성을 촉진하는 합성 에스트로겐이나 프로게스틴에 의한 부작용 없이 홍조, 기분의 두드러진 변화, 수면장애, 피부건조 등의 발생빈도를 감소시킨다고 보고하고 있다. 이에 따라 현재 복용하고 있는 약물을 대체하기 위해 천연 호르몬요법을 선호하는 참가자들을 위해 이와 같은 천연 호르몬을 조제하는 약국이 늘어나고 있다.

팻플러시 프로그램에서는 과일류에 제한을 두지 않는다. 싱싱한 채소류를 제공하여 섬유질을 섭취할 수 있도록 배려하고 있다.

고섬유질 섭취는 과다한 양의 에스트로겐과 결합하여 체내에서 배출시켜 재순환되는 에스트로겐의 양을 감소시킨다고 보고되어 있다. 각종의 섬유질은 포만감을 느낄 수 있게 한다.

또한 226 g 이상의 단백질(예: 달걀 2개, 고단백 유청분말)은 단백질 결핍으로 인한 대사활성의 저해로 생기는 셀룰라이트의 생성과 수분저류를 예방한다. 충분한 단백질이 인체에 공급되지 않으면 근육조직이 감소하여 대사활동을 서행시킨다. 근육은 다른 조직과 비교하여 5

배 이상의 칼로리를 연소시킨다. 프로그램에서는 하루 3끼 식사에 단백질을 포함시키고 있다. 인체는 밤새도록 조직세포를 다시 만들기 위하여 영양소를 필요로 하며, 포만감을 주는 단백질은 과식을 유도하는 한낮의 피로감을 피하는데 도움을 준다.

1단계의 레시피에는 염분이 포함되어 있지 않으나 대신에 맛이 좋은 허브와 향신료를 제공하고 있다. 나트륨의 수분저류 특성은 이미 잘 알려져 있으나 프로그램에서 제안하는 허브의 이뇨특성에 대해서는 그다지 알려져 있지 않다. 팻플러시 프로그램은 파슬리, 실란트로, 회향 및 아니스 등의 허브를 소개하고 있다.

프로그램의 1단계에서는 반응성이 높은 음식인 곡물류와 낙농제품을 배제하고 있다. 2주간에 걸쳐 인체를 깨끗하게 한 후에 2단계에서는 저자극성 탄수화물 음식을 다시 섭취하도록 한다. 음식물에 대한 반응은 일지쓰기를 통하여 신속하게 확인하고 조절할 수 있다. 3단계는 낙농제품과 곡류음식이 포함되어 있는데 이에 대한 인체반응을 계속 추적하여 반응성 음식은 해당 식단에서 제외하게 된다.

팻플러시 프로그램의 1단계에서는 글루텐 비내성과 칸디다증을 야기시킬 수 있는 밀이나 기타 곡류를 섭취하지 않는다. 또한 전분류, 설탕 및 간장과 같은 발효식품 등의 칸디다증 친화식품도 피하게 된다. 칸디다가 번식할 수 있는 환경을 만들어 주지 않기 위하여, 레시피에 풍미를 가미하는 대사활성물질, 이뇨성 허브 및 향신료(예 : 마른 겨자, 카옌, 마늘 및 미네랄이 풍부하게 들어있는 사과 사이다 식초)를 제공하고 있다.

숨겨진 원인 3 : 지방을 섭취한다는 두려움

1장에서 건강과 체중감소에 기여하고 있는 감마리놀렌산GLA, gamma-linolenic acid의 이점을 설명한 바 있다. 인체는 GLA와 같은 필수지방산을 필요로 하고 있다. 그러나 여러분은 이 물질에 대하여 아직까지 확신을 가질 수 없을 것이다. 지방을 섭취한다는 두려움 때문이다.

지방을 섭취한다는 두려움은 누구나 가지고 있다. 약 80 %의 미국인들은 필수지방산이 결핍된 다이어트를 하고 있다. 이와 같은 다이어트는 인체가 필수지방산을 생성할 수 없으므로 바람직하지 않다. 필수지방산은 호르몬양 프로스타글란딘의 전구체로서, 수분저류, 나트륨의 균형 및 지방대사 등의 세포상의 모든 인체기능을 규제하고 있다.

체중조절과 관련한 지방의 역할은 다음과 같다.

- ✓ 혈류를 통하여 지용성 비타민 A, D, E 및 K를 운반한다.
- ✓ 담즙의 흐름을 활성화시킨다.
- ✓ 인체의 단백질 저장을 도와준다.
- ✓ 혈당치를 조절하기 위하여 탄수화물의 흡수를 서행시킨다.
- ✓ 에스트로겐, 테스토스테론 및 기타 호르몬의 기초물질이다.
- ✓ 탐식을 억제하고 기분을 고양시키는 세로토닌의 전구물질이다.

인체의 모든 세포는 주로 지방을 구성성분으로 하는 막에 의해 보호를 받고 있다. 뇌의 구성성분에서도 지방이 60 %를 차지하고 있다. 고탄수화물 음식이나 저지방의 지방을 섭취할 때도 인체는 지방을 탐닉하게 된다.

물론 무한정의 지방을 섭취하도록 권고하지 않는다. 그러나 올바른 지방섭취를 통하여 지방탐닉을 피할 수 있으며, 포만감을 느끼게 되어 체중감소를 유도하게 될 것이다.

놀라운 효과의 오메가

지방에서 가장 중요한 두 가지 형태는 다가불포화지방산인 오메가-3 및 오메가-6이다. 알파-리놀렌산ALA, alpha-linolenic acid은 주요 오메가-3 성분이다. 알파-리놀렌산은 한류성 생선(예: 연어, 참치, 대구)과 오일(아마씨, 호두, 대두, 맥아, 새싹, 해초)에 함유되어 있다. 오메가-3 지방산은 신진대사를 활성화시키고 신장에서 물을 배출하는 것을 도와주며, 중성지방의 수치를 저하시킨다. 또한 오메가-3 지방산은 지방의 연소에 관여하는 카르니틴의 활성을 증강시킨다. 각종 동물실험에서 오메가-3 지방산은 조기에 소모되어도 많은 수의 지방세포를 억제하는 역할을 한다.

인체는 정상적인 상황에서 알파-리놀렌산을 에이코사펜타에노산EPA• 으로 전환시키고 이어 도코사헥사에노산DHA••, 그리고 최종적으로 프로스타글란딘을 합성한다. 그러나 이와 같이 정상적인 전환을 방해하는 요인이 있는데 바로 과다한 설탕, 트랜스 지방의 섭취, 스트레스, 비타민 결핍, 오염, 바이러스 감염증이다.

오메가-6 리놀레산은 비가열성, 비가공 잇꽃, 해바라기 및 옥수수 오일에 들어 있다. 인체는 리놀레산을 감마리놀렌산과 아라키돈산(AA)으로 전환시켜 프로스타글란딘을 생성한다. 그러나 알파-리놀렌산 전환과정에서 언급한 바와 같이, 동일한 파괴물질이 이 과정을 방해하고 있다. 따라서 보리지 오일(24 % GLA), 달맞이꽃 오일(8~10 % GLA) 또는 블랙 커런트씨 오일(15 % GLA)에 들어있는 감마리놀렌산GLA에 의존하는 것이 바람직하다. 오메가-6 지방산은 갑상선의 기능을 자극하여 신진대사를 촉진하며 갈색 지방세포BAT, brown adipose tissue••• 를 활성화시켜 백색 지방세포WAT, white adipose tissue에서 저장하는 지방보다 더 많이 지방을 연소시킨다.

갈색 지방세포는 미토콘드리아에서 많이 존재하여 이 조직에 보다 짙은 검은 색을 띠게 한다. 각종 영양소는 미토콘드리아에서 일련의 세포호흡반응을 통하여 가용할 수 있는 에너지 형태로 전환된다. 이 저장된 에너지 형태를 아데노신 3인산ATP•••• 이라고 한다. 1장에서 언급한 바와 같이, 프로스타글란딘은 ATP아제ATPase 라고 부르는 대

• 에이코사펜타에노산(EPA. eicosapentaenoic acid) : DHA, DPA와 함께 음식물을 통해 섭취해야만 하는 불포화 지방산(오메가 3 지방산)으로 콜레스테롤 저하, 뇌기능 촉진등 각종 질병 예방에 효과가 있다.

•• 도코사헥사에노산(DHA, docosahexaenoic acid) :물고기 기름 속에 존재하는 w-3-지방산.

••• 갈색지방세포(brown adipose tissue) : 갓 태어난 아기에는 갈색 지방세포가 백색 지방세포보다 많으며 동면하는 동물에게서 많이 볼 수 있다. 갈색지방세포는 목근처, 신장, 부신, 복부에 발달되어 있으며 나이가 들수록 세포가 감소하지만 완전히 없어지는 것은 아니다.

•••• 아데노신 3인산(ATP, adenosine triphosphate) : 아데노신에 인산기가 3개 달린 유기화합물로 아데노신3인산이라고도 한다. 이는 모든 생물의 세포 내 존재하여 에너지대사에 매우 중요한 역할을 한다. 즉, ATP 한 분자가 가수분해를 통해 다량의 에너지를 방출하며 이는 생물활동에 사용된다.

사과정을 증강시키는데, ATP아제는 생체 내에서 자유에너지를 다른 일로 바꾸는 효소로 ATP를 분해하여 각각 나트륨을 세포 밖으로, 칼륨을 세포 내로 수송한다. 감마리놀렌산으로부터 생성되는 프라스타글라딘은 이러한 나트륨-칼륨 펌프작용을 통해 다량의 칼로리를 연소시키는 역할을 한다.

갈색 지방세포BAT는 고에너지 지방으로 열을 생성하기 위하여 칼로리를 연소시키는 일만 한다. BAT가 적절하게 활성화되면 지방연소의 임무를 충실하게 수행할 수 있다. 마른 사람들의 경우 BAT의 활성도는 높다. 그러나 과체중인 사람들의 경우 갈색지방의 활성도는 낮다. 우리들이 나이를 먹음에 따라 BAT의 활성이 낮아지므로 나이도 BAT의 낮은 활성도를 설명할 수 있는 한 인자로 생각된다. 열생성 비타민, 미네랄, 허브 및 아미노산은 갈색지방의 활성을 자극시키는데 도움을 주는 물질이다.

현재 30종류의 프로스타글란딘이 알려져 있으며, 3가지 유형으로 분류되고 있다. 프로스타글란딘은 한 가지 기능을 수행하고 있으나 이에 길항하는 것도 존재하고 있다. 오메가-3 및 오메가-6 필수지방산으로부터 생성되는 각종 프로스타글란딘은 다른 기능을 수행하고 있으나, 건강과 체중감소를 위해서는 이들 프로스타글란딘PG• 간의

• 프로스타글란딘(PG, prostaglandin) : 생체 내에서 합성된 생리활성물질로 장기나 체액 속에 널리 분포하면서 극히 미량으로 생리작용을 하며 PG라고 약칭한다. 1930년 미국의 산부인과 의사인 쿨츠록이 사람의 정액에 자궁을 수축, 이완시키는 작용이 있다는 것을 보고하였고 후에 그 유효성분이 전립선(前立腺, prostate gland)에서 나온다고 생각하여 프로스타글란딘이라고 이름을 붙였다.

균형이 이루어져야 한다. 감마리놀렌산GLA 은 소염작용과 이뇨작용을 나타내는 프로스타글란딘E1 PGE1 으로 전환된다. 아라키돈산AA은 염증을 유발하여 신장이 염분을 축적하고 수분저류를 촉진하는 PGE2로 전환된다. EPA로부터 생성되는 PGE3는 PGE1과 협력하여 혈액응고작용과 함께 염증을 억제하고 있다. 이러한 3가지 유형의 PG는 서로 다른 시간에 고유한 역할을 하고 있다. 예를 들어 무엇인가에 베인 경우 PGE2는 염증작용을 나타내지만 수분저류를 억제하기 위해서는 PGE1과 PGE3의 역할이 필요하다.

오메가-3 지방산은 다른 지방산에 비하여 빨리 연소되므로 다이어트를 할 때 필수지방산 보조제와 음식물에 의해 오메가-3 지방산을 보충해 주지 않는 한, 첫 번째로 소실되는 것이 오메가-3 지방산이다. 따라서 오메가-3 지방산이 소실되는 경우 체중이 쉽게 증가되어 감량하는데 어려움을 겪게 된다. 오메가-3 지방산이 부족하면 인체의 인슐린 사용이 비효율적으로 되어 대사활동이 낮아지게 된다.

공액리놀레산CLA의 등장

1980년대, 위스콘 대학의 파리자 박사 연구팀은 공액리놀레산CLA, conjugated linoleic acid이라 불리는 리놀렌산 형태를 분리하였다. 이 지방산은 소를 비롯한 목초를 먹는 가축에서 생성되는 것으로 밝혀졌다. CLA는 육류, 우유, 전지류 등의 식품에서 섭취할 수 있다.

CLA의 최초 발견 이후, 300편 이상의 연구논문이 발표돼 심장병, 암, 당뇨 치료 및 예방에 효능을 보이는 것으로 입증됐다. 하지만 무엇보다도 연구자들은 CLA가 비만퇴치에 특별한 효능을 보인다는 사실에 주목하면서 연구를 집중하고 있다.

파리자 박사와 노르웨이 스칸디나비아 임상연구소의 올라 구드먼센 박사는 2000년 미국 화학회The American Chemical Society에 체중조절에 대한 연구논문을 발표하였다. 80명의 비만환자를 대상으로 한 연구에서, 다이어트를 실시한 뒤 체중이 다시 증가한 사람들이 CLA를 섭취하였을 때 체중은 근육과 지방의 비율이 50 : 50으로 나타났다. 반면 CLA를 섭취하지 않은 사람들의 경우 근육 25, 지방 75의 비율로 조사됐다.

연구를 진행한 파리스 박사는 "CLA는 인체가 체지방을 축적하는 것을 감소시킴은 물론 저장된 체지방을 에너지로 전환하는데 작용한다"고 연구 결과를 밝혔다. CLA는 체지방을 지방이 적은 근육의 형태로 변환하는데 도움을 주며, 근육은 우리 신체의 대사능력을 높여준다는 것이다.

또한 노르웨이에서 실시한 연구결과, 어떠한 다이어트도 시도하지 않고 12주 이상 CLA를 섭취한 비만자들은 주목할 만한 체중 감소가 관찰되었다고 보고 하였다. 이 연구 보고서는 2000년 영양학 저널Journal of nutrition에도 게재되어 세계 영양학계에 반향을 일으켰다. 이 연구는 어떤 방식의 다이어트 시도 없이 단지 CLA를 섭취한 것만으로도 평균 3.18 kg의 체중 감소와 함께 체지방 비율 20 % 감소라는 놀라운 효능을 규명했다는데 의의가 있다.

두려움의 극복

위에서 언급한 바와 같이, 인체는 정상적인 상황에서 음식물에서 섭취하는 필수지방산을 각종 프로스타글란딘으로 전환시키고 있으나 항상 정상적인 상황이 지속되는 것은 아니다.

특히 포화지방산에 대한 두려움으로 인하여 쇠고기, 낙농제품 및 버터를 멀리하여 왔다. 그 결과 이러한 식품 대신에 정제된 식물성 오일, 저지방 또는 저지방 낙농제품이나 마가린이 식탁에 자주 오르고 있다. 식단에서 오메가-3 및 오메가-6 지방산 간의 불균형이 자주 눈에 띄고 있다. 또한 트랜스 지방산의 소비가 위험스러울 정도로 증가하고 있는데 이는 불포화지방산인 식물성 기름을 가공식품으로 만들 때 산패酸敗를 억제하기 위해 수소를 첨가하는 과정에서 생기는 지방산이다. 필수지방산이 각종의 프로스타글란딘으로 전환되는 과정에서 이를 방해하는 요인은 다음과 같다.

- ✓ 고함량의 설탕섭취
- ✓ 만성적인 알코올 섭취
- ✓ 흡연
- ✓ 코르티손이나 과다한 항생제 투여
- ✓ 스트레스
- ✓ 오염
- ✓ 비타민 결핍

지난 20~30년 동안에 필수지방산과 공액리놀레산CLA의 섭취에 악영향을 미치고 있는 각종의 변화가 일어나고 있다. 이제까지 농부들과 식품제조업자들은 가축에게 목초를 먹이는 대신 곡물을 사료로 사용하여 왔다. 이와 같은 동물사료의 변경이 향후 어떠한 부작용을 초래할 것인가에 대해서는 아무도 이의를 제기하고 있지 않은 것이 오늘날의 현실이다.

로빈슨은 저서 '오메가 다이어트'와 '왜 목초를 먹여야 하는가?'에서 가축에게 각각 목초와 곡류를 사료로서 공급하였을 때 얻게 되는 차이를 다음과 같이 설명하고 있다.

- ✓ 목초를 먹인 가축 육류의 포화지방은 곡류를 먹인 육류의 절반 정도에 불과하다.
- ✓ 목초를 먹인 소의 육류에서 만들어진 170 g의 스테이크는 곡류를 먹인 것보다 약 100 칼로리가 적다.
- ✓ 목초를 먹인 가축 육류는 곡류를 먹인 것보다 6배 이상의 오메가-3 필수지방산을 함유하고 있다.
- ✓ 낙농 과학 저널지Journal of Dairy Science의 1999년도 연구보고서에 의하면 목초를 먹인 젖소는 곡류를 먹인 젖소에 비하여 500 % 이상의 공액리놀레산CLA을 함유하고 있다고 한다.
- ✓ 목초를 먹인 닭의 경우 고에너지 사료를 공급하여 사육한 닭과 비교하여 총지방이 21 %, 포화지방산이 30 % 및 칼로리도 28 % 적게 함유되어 있다. 오메가-3 지방산은 목초를 먹인 닭의 달걀에서 500 % 이상 함유되어 있다.

현재 곡류를 사료로 이용하여 가축을 사육하는 방법은 합성 호르몬, 항생제, 살충제 및 첨가제의 사용을 불가피하게 만들었다. 이렇게 공급된 음식물은 인체와 지방대사에 영향을 미칠 가능성이 높다.

지방 섭취의 두려움에 대한 팻플러시 프로그램의 효과

팻플러시 프로그램에서 소개하고 있는 1일 단백 섭취량에는 인체가 요구하는 필수지방산 및 CLA가 일부 들어있다. 그러나 체중 감량을 위해서는 각종 오메가-3, 오메가-6 및 CLA를 균형있게 섭취하는 것이 중요하다. 프로그램에서는 이를 보완하기 위하여 특별한 오일과 보조제를 제시하고 있다.

매 식사 때 마다 아마씨유를 섭취하면 적당한 양의 오메가-3 알파-리놀렌산을 섭취하는 것이 된다. 음식물에 아마씨유를 첨가하면 식사시에 포만감과 만족감을 느낄 수 있다. 오일에 들어있는 필수지방산은 저지방식품과 비교하여 음식물이 위에 장기간 체류하는 효과를 발휘한다. 이에 따라 혈당치의 상승이 느리게 지속되어 낮은 수치가 관찰되는 생리적 효과를 얻을 수 있다. 그 결과 스태미너 및 에너지가 높아지고 음식물에 대한 열망이 사라져 과식을 피하게 된다.

팻플러시 프로그램에서는 달맞이꽃 오일, 보리지 오일, 또는 블랙커런트씨 오일을 섭취하여 인체에서 요구하는 1일 감마리놀렌산GLA 요구량을 보충하고, 3단계에서는 공액리놀레산CLA 보조제를 추가하게 될 것이다. 또한 인체가 이러한 오일 및 보조제를 충분히 이용할 수 있도록 설탕, 비타민 결핍, 스트레스 등의 위해 인자를 제거하거나 최소화시키고 있다.

숨겨진 원인 4 : 인슐린의 과다분비

여러분들은 이 책을 읽으면서 복잡하고 유기적으로 통합되어 있는 인체의 구성시스템에 놀라지 않을 수 없을 것이다. 인체의 필수요소가 과다하거나 결핍되면 자연적 균형상태가 파괴되어 과체중이나 피로를 유발하며 다양한 질병에 노출되게 된다. 이는 탄수화물의 대사시스템에도 적용되고 있다.

탄수화물의 작용기전

탄수화물이 인체에 섭취되면 포도당이 혈중으로 방출된다. 이어 췌장에 있는 랑게르한스섬islets of Langerhans에 신호가 전달되어 인슐린이 분비된다. 이 호르몬은 해당세포가 에너지로 즉시 사용할 수 있도록 다수의 포도당을 전분형태인 글리코겐으로 전환시킨다. 글리코겐은 간이나 근육세포로 운반되어 단기간 저장상태에 있다가 혈당치가 떨어질 때 즉시 에너지원으로 사용된다. 그러나 단기간의 저장능력이 제한을 받게 되면 남아있던 포도당은 인슐린에 의해 중성지방(체지방)으로 전환되어 장기간 보관된다.

랑게르한스섬은 혈당치가 감소할 때 글루카곤이라는 호르몬을 분비한다. 이 호르몬은 간에 저장된 글루코겐을 다시 혈중으로 방출시키고 단백질을 포도당으로 전환시켜 혈당치를 다시 원래대로 회복시키는 역할을 한다. 또한 글루카곤은 지방세포에 저장된 지방을 방출하여 에너지를 생성할 수 있도록 연소시킨다.

이 과정은 혈당이 서서히 혈중으로 방출되어 인슐린의 방출량과 균형을 이룰 때 정상적으로 가동된다. 그러나 일부 탄수화물이 신속하게 포도당으로 전환되면, 과다한 포도당이 혈중으로 방출되어 분비되는 인슐린의 양도 이와 동등하게 높아진다. 과다한 인슐린 농도는 혈당치를 급격히 하락시켜 피로감과 함께 탄수화물에 대한 탐식을 유발한다. 이러한 현상이 반복되면 다음과 같은 일련의 과정이 나타난다.

- ✓ 인슐린 농도는 여전히 높다.
- ✓ 인슐린은 모든 포도당을 글리코겐으로 전환시켜 저장하려고 하지만 다만 부분적으로 가능할 뿐이다. 그 결과 체중이 증가한다.
- ✓ 세포들은 더 이상 인슐린과 반응하지 않고 모든 지방의 저장을 거부한다.
- ✓ 지방으로 전환될 수 없는 포도당은 혈중을 순환하면서 심장, 신장, 신경, 눈 및 혈관을 파괴한다.

1980년 말 스텐포드 대학의 제럴드 리븐 교수는 당뇨 학술지 '당뇨 Diabetes'에 기고한 자신의 글에서 이와 같은 과정을 인슐린 저항성 insulin resistance이라고 명명하였다. 또한 엣킨슨 박사는 저서에서 외견상으로 건강하고 정상체중을 가지고 있는 사람의 약 25 %는 인슐린 저항성에 의해 영향을 받고 있다고 주장하였다. 과체중인 사람들의 경우 이러한 수치는 더욱 높아질 수 있다. 아마도 과체중인 사람들 중 약 75%는 인슐린 저항성 환자일지도 모른다.

모든 탄수화물이 동일한 것은 아니다

설탕, 전분 및 특정한 섬유 등의 탄수화물은 주로 과일, 채소, 곡류 및 콩류 등의 식물성 식품에서 유래한다. 전통적으로 영양학자들은 탄수화물의 화학적 구조에 따라 단당류 또는 다당류로 분류하고 있다. 단당류인 설탕은 체내에서 신속하게 분해되어 고농도의 포도당으로 전환된다. 다당류인 전분류는 체내에서 소화된 후에 서서히 포도당으로 전환되어 혈중으로 방출된다.

그러나 최근 음식에 대한 대사과정이 구체적으로 알려짐에 따라 단당류와 다당류의 구별이 혈당지수GI, glycemic index로 대체되고 있다. 혈당지수란 음식물 중의 탄수화물 섭취에 의해 혈당이 상승하는 속도를 나타내는 수치다. 포도당 100g을 섭취했을 때 혈당의 속도를 100으로 하여 각 음식물 100g을 섭취했을 때의 혈당의 상승속도를 상대적으로 나타낸 것이다. GI 지수가 높은 음식은 70 이상, GI 지수가 적절한 음식은 40~69 및 GI 지수가 낮은 음식은 39 이하이다. GI 지수가 높은 음식의 예로 당근, 백색의 감자, 옥수수, 살구, 바나나 등과 과일 및 채소 뿐 만 아니라 백색 빵, 베이글, 떡, 상자에 포장된 시리얼 등의 정제된 탄수화물 음식을 들 수 있다. GI 지수가 가장 낮은 음식으로는 사과, 체리, 포도, 자두, 렌즈콩, 병아리콩, 요구르트 등이 있다.

GI 지수가 낮은 음식을 섭취하면 오랫동안 포만감을 느낄 수 있으며 근육 조직 보다는 체내지방을 연소시키는데 도움을 준다.

인슐린 과다분비에 대한 팻플러시 프로그램의 효과

지난 10년 동안 다이어트는 많은 변화를 가져왔다. 미국인의 경우 1일 칼로리에서 지방의 섭취율이 36 %에서 34 %로 떨어졌다. 이와 같은 현상은 유감스럽게도 저지방과 고도로 정제된 탄수화물을 주로 섭취하였기 때문이다. 사람들은 지방을 대체하는 식품으로 설탕이 들어있는 식품을 즐기고 있다. 또한 저지방 음식이 낮은 칼로리를 생성한다는 잘못된 생각을 가지고 머핀, 베이글, 파스타를 섭취하고 있다.

팻플러시 프로그램은 균형있는 다이어트를 도모하고 인슐린 농도를 조절하기 위해 만들어진 것이다. 하루에 섭취하는 약 30 %의 칼로리는 GI 지수가 낮은 채소 및 과일 등의 탄수화물에 의존한다. 아리조나 주립대학의 연구진들이 밝힌 바와 같이, 프로그램에 소개된 음식에는 비타민 C가 함유되어 있어 포도당에 대한 인슐린의 반응을 지연시키고 섬유질 식품의 경우 혈중으로 포도당 방출이 서행되는 효과를 나타낸다.

또한 GI 지수가 낮은 음식들은 식욕을 감퇴시켜 칼로리 섭취를 억제한다. 보스톤의 한 어린이 병원에서 실시한 임상연구에서 GI 지수가 높은 인스턴트 오트밀을 먹는 과체중의 어린이들은 GI 지수가 낮은 식물성 오믈렛와 과일을 먹는 어린이들보다 81 % 이상의 칼로리를 얻게 된다고 보고되어 있다.

하루 식단에서 탄수화물 이외에 약 30 %의 칼로리는 단백질에서 섭취하게 된다. 단백질이 췌장을 자극하면 글루카곤이 분비된다. 이 호르몬은 인슐린과 반대작용을 하며 저장된 지방을 동원하는 역할을 한다. 쇠고기와 달걀은 CLA를 공급할 수 있는 귀중한 공급원으로, 각종 동물실험에서 내당력glucose tolerance* 를 개선시킨다고 알려져 있다.

탄수화물과 단백질 이외에 40 %의 칼로리는 품질이 좋은 지방인 아마씨유에서 섭취하게 된다. 호주 연구진이 의학저널New England Journal of Medicine 에 발표한 보고서에 의하면 아미씨유에 들어있는 오메가-3 지방산은 당뇨 환자의 인슐린 저항성을 유의적으로 감소시킨다고 한다. 이 보고서는 포화지방산(경화오일이나 고지방 육류)을 많이 섭취할수록 인슐린 저항성이 높아진다고 밝혔다.

각종 임상시험에서 식사시 식초나 레몬주스를 섭취하는 경우 약 30 %까지 혈당치를 낮출 수 있다고 보고되어 있다. 이들 식품의 산성도는 위의 공복감을 서행시켜 소화된 음식물이 소장이나 혈류로 이행되는 것을 더디게 한다. 탄수화물은 보다 서서히 소화되므로 포도당 농도는 낮아지게 된다. 따라서 팻플러시 프로그램에는 온수와 레몬주스가 소개되어 있으며 사과 사이다 식초를 이용하는 메뉴도 포함하였다.

음식에 첨가되는 풍미식품으로 인체의 신진대사를 촉진시키는 각종 허브와 향신료가 팻플러시 프로그램에 소개되어 있다. 가장 많이 첨가되는 향신료는 계피cinnamon 이다. 미국 농무성의 연구진들에 의하면 음식물에 1/4~1 큰술의 시나몬을 첨가하는 경우 당 대사를 20 배까지 촉진시킨다고 한다. 정향, 월계수잎, 코리앤더, 카옌, 마른 겨자 및 생강 등은 신진대사를 촉진시키거나 혈당치를 저하시킴에 따라 인슐린의 과다분비를 감소시킨다.

* 내당력(glucose tolerance) : 신체의 포도당 대사능력

팻플러시 프로그램이 소개하는 보조제 중에는 필수지방산 뿐만 아니라 인슐린 작용을 촉진시키고 포도당을 규제한다고 알려진 영양소가 있다. 비타민 A, C, E와 마그네슘, 아연 및 크롬이 그것이다. 크롬은 식단에서 결핍되고 있는 중요한 물질이다. 크롬은 인슐린이 보다 신속하고 효율적으로 작용할 수 있도록 수송체의 역할을 한다. 따라서 크롬을 섭취하면, 지방은 적게 저장하고 근육을 만드는데 많은 칼로리를 사용하게 된다. 1988년 '최근 치료연구지'에 보고된 임상연구에서, 보조제로서 크롬을 섭취한 피험자의 체지방은 평균 2.8 kg까지 감소하였으며 위약군의 경우 1.5 kg의 감소를 나타내었다고 보고되어 있다. 이는 크롬 복용자의 체질량은 감소하지 않고 체지방이 유의적으로 감소한 것을 의미한다.

또한 포화 및 트랜스 지방산, 설탕 및 정제된 탄수화물 등의 음식을 프로그램에서 배제하여 인슐린 자극인자를 효율적으로 향상시키도록 했다.

아울러 미니트렘폴린, 빠른 걷기 및 웨이트 트레이닝을 이용한 운동요법으로 인슐린 농도를 낮출 수 있도록 했다. 팻플러시 프로그램의 목적은 설탕이 들어 있는 음식물에 대한 탐식을 절제하여 활력있는 생활을 보장하고 자신이 원하는 체중감량과 이에 대한 유지가 가능하게 하는데 있다.

숨겨진 원인 5 : 스트레스성 지방

우리는 정보화 시대에서 정착역 없는 사이버 세상에 살고 있다. 많은 사람들은 스트레스를 해소시키는 방편으로 음식을 이용하고 있다. 인체가 스트레스를 받으면 스트레스 호르몬이라고도 잘 알려진 코티솔이 부신피질에서 나온다. 코티솔은 외부 자극에 맞서 몸이 최대의 에너지를 낼 수 있도록 하는 과정에서 주로 혈압과 혈중포도당 수치를 높이는 물질이다. 그 결과 코티솔이 체중증가의 원인물질로 지목되고 있다.

스트레스와 코티솔

1990년대 초에 저명한 과학자인 파멜라 피크 박사는 3년 간에 걸쳐 국립보건원NIH 에서 스트레스와 연관된 부작용으로 체중증가를 연구한 바 있다. 그의 논문은 1995년 뉴욕과학아카데미 저널에 처음으로 게재되었다. 피크 박사에 의하면 스트레스를 받게 되면 뇌에서 시작되는 일련의 사이클을 통하여 지방이 만들어지게 된다는 것이다. 시상하부는 주위에 있는 뇌하수체에 신호를 보내어 부신피질자극호르몬ACTH 을 방출시킨다. 이어 혈중에서 ACTH를 인식하고 있는 부신은 고농도의 코티솔을 포함한 호르몬을 분비하여 스트레스를 해소시키고자 한다. 코티솔의 역할은 포도당과 지방산을 방출하여 근육이 에너지를 얻게 한다. 그러나 스트레스가 사라진 후에도 코티솔 농도는 계속 높은 상태를 유지하여 인체는 연소한 에너지를 재충전하기 위해 식욕을 자극하게 된다. 고함량의 설탕이 들어 있는 식품을 섭취하게 되면 다량의 코티솔 생성을 촉진하고, 인체가 요구한 것보다 그 이상의 지방을 통상적으로 복부 주위에 저장한다. 스트레스가 해소되지 않는 경우 혈중 코티솔 농도는 계속 상승하며 체중증가와 함께 '스트레스-지방 사이클'은 무한정 지속되는 것이다.

아마도 선사시대에 식욕항진은 인체에 이점으로 작용하였을 것이다. 그 당시 야생동물을 포획하는 수렵과 채집활동은 엄청난 칼로리를 소비하였을 것으로 생각된다. 그러나 오늘날에 부딪치는 스트레스의 형태는 통상적으로 감정적인 것이다(예: 교통체증, 직장과 가사, 상사와의 불화, 중요한 순간에 컴퓨터 고장 등). 이제 복부에 축적된 칼로리는 차후 위기에 대처하기 위한 에너지로서 준비되어 있다.

피크 박사에 이어 심리학 연구자인 에펠 박사는 2000년도 학술잡지 '정신-신체 의학Psycho-Somatic Medicine'의 9~10월호에 일련의 스트레스 관련 시험결과를 발표하였다. 시험에 참가한 59명의 여성들에게 퍼즐 및 수학문제부터 대중연설에 이르기까지 일련의 스트레스를 가중시켰다. 이때 복부 근육에 지방이 중점적으로 축적된 여성들이 가장 많은 스트레스를 받았다는 것은 흥미로운 사실이다. 이들 여성들은 스트레스가 가중되는 경향을 보였을 뿐만 아니라 날씬한 참가자보다 다량의 코티솔이 체내에서 관찰되었다.

코티솔은 어떤 형태의 지방세포와 접촉해도 지방을 저장하는 효소를 활성화시킨다. 중심지방세포는 심재성 복부내장세포로서 스트레스를 받게 되면 빠른 에너지원이 된다. 이 중심지방세포는 피부 바로 밑에 있는 지방세포에 비하여 4배가 많은 코티솔 수용체를 가지고 있다. 궁극적으로 코티솔은 중심지방세포에 유인되어 특정부위에서 지방의 저장을 촉진하게 된다. 따라서 인체는 스트레스를 받을 때마다 문제를 해소시키기 위하여 충분한 지방을 저장하도록 요구하고 있다. 에펠 박사는 만성적인 심리적 스트레스가 지방 분포에 의해 체형에 영향을 주어 통상적인 '사과' 체형을 유발한다고 설명하고 있다.

사과와 배

사과 체형을 가진 사람들은 다른 신체부위보다 복부 주위에 과다한 양의 지방이 축적되어 있다. 한편 배 체형을 가진 사람들은 히프와 허벅지에 과다한 지방을 형성하고 있다. 많은 임상연구에서 사과 체형을 가진 사람들의 경우 미적인 문제는 미루더라도 심장병, 고혈압, 당뇨병 등의 각종 질환과 연관성이 있다고 보고되어 있다. 과학자들은 이와 같은 연관성으로 코티솔을 지목하고 있다. 이 호르몬은 중심지

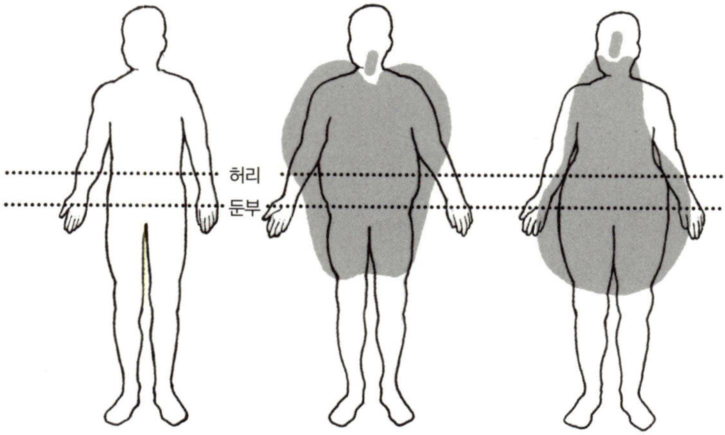

정상 체형 사과 체형 배 체형

방세포로부터 지방산이 혈중으로 방출되도록 한다. 중심지방세포가 간 가까이에 위치하고 있으므로 방출된 지방산이 간에 집중되어 간의 스트레스를 유발한다. 이어 콜레스테롤, 혈압 및 인슐린 농도가 상승한다. 중심지방이 많을수록 지방산의 과부하가 흔히 발생한다. 이제 자신도 모르는 사이에 신체 이상이 나타난다.

사과 체형, 배 체형 및 스트레스의 관계를 조사한 스웨덴의 내분비학자인 비죤테르프 박사는 스트레스 그 자체보다 스트레스에 대응하는 인체의 반응도에 문제가 있다고 주장하였다. 그는 스웨덴의 한 마을을 대상으로 1944년 6월 또는 1952년 6월에 출생한 사람들을 연구하였다. 비죤테르프 박사는 지방패턴을 선발기준으로 하여 284명의 남성과 260명의 여성을 임상시험에 참가시켰다. 신진대사를 정밀조사한 후에 격렬하게 코티솔 반응을 나타낸 개인들은 상당량의 사과형태의 지방을 가지고 있었다. 이들은 만성 스트레스에 시달리고 있었으며 자신의 문제를 극복하고자 하는 의지력도 보이지 않았다. 극도의 호르몬성 피로감에 사로잡혀 스트레스의 원인을 규명하는데도 무기력하였다. 비죤테르프 박사는 이와 같은 현상을 외상 후 스트레스 증후군으로 비유하였다. 이와 유사하게 에펠 박사의 임상연구에서 무기력한 반응을 나타낸 여성들은 스트레스를 받으면 코티솔 농도가 상승하였고 심재성 사과형태의 지방을 가지고 있었다. 이들 모두 자신의 삶이 통제가 불가능한 지방과 연계되어 있다고 생각하고 있었다.

복잡한 요인들

모든 사람들은 스트레스에 대하여 다양하게 대처한다. 흡연, 퇴근 후에 칵테일 또는 뜨거운 커피에 의존하는 경향이 많이 나타나는데, 흡연량이 많을수록 내장세포의 지방이 많아진다는 것은 흥미로운 사실이다. 흡연 후 30분 경과 시에 코티솔 농도는 급격히 상승하여 적어도 이후 30분 동안 지속된다. 50세 이상 2,000명의 흡연자를 대상으로 한 임상시험에서는 흡연량이 적은 사람들의 체중이 가장 낮게 나타났다. 알코올의 경우에도 이와 유사하게 코티솔의 농도를 증가시켜 중심지방의 양을 상승시킨다. 스웨덴의 한 임상시험에서 49 %의 음주자가 내장지방세포를 가지고 있었으나, 비음주자의 경우 38 %에서 내장지방세포가 확인되었다.

카페인의 경우에도 별반 차이가 없는데 신진대사의 불균형을 초래하는 동시에 코티솔의 분비를 연장시키는 역할을 한다. 425 g의 커피는 에피네프린의 양을 200 %까지 상승시킬 수 있는 카페인을 함유하고 있다. 상승된 에피네프린은 코티솔을 포함한 스트레스 호르몬을 방출한다. 매일 3잔의 커피를 마시게 되면, 혈중 코티솔 농도는 18시간 동안 계속 높은 수치를 나타낸다. 그러나 인체는 단지 2~3시간 정도의 코티솔 농도를 조절할 수 밖에 없다. 또한 카페인은 노르에피네프린의 생성을 촉진한다. 이 스트레스 호르몬은 인체의 신경계와 뇌를 표적화하고 있다. 노르에피네프린은 에피네프린과 함께 심박수 및 혈압을 증가시키고 투쟁 도주 반응(갑작스런 자극에 대하여 투쟁할 것인가 도주할 것인가의 본능적 반응)을 자극하게 된다. 실제로 카페인은 스트레스에 대한 방어능력을 떨어뜨려 적절한 대처를 할 수 없게 만든다. 이와 같은 상황에서 인체는 대부분 설탕이나 고혈당 탄수화물을 함유한 음식에 의존하게 되어 대사성 스트레스와 지방축적을 유발한다. 카페인은 커피 이외에도 일반의약품, 초콜릿(예: 구운 초콜릿, 코코아 및 우유 초콜릿), 탄산음료, 차 등에도 함유되어 있다.

수면과 코티솔도 밀접한 관련이 있다. 만성적인 고함량의 코티솔은 기분을 불안하게 하고 수면에도 장애를 준다. 오늘날 수면부족현상은 만연되어 있다. 최근 임상연구 결과 수면이 부족한 환자에게 코티솔의 농도가 높게 관찰되었다. 또한 2000년 시카고 의과대학에서 발표된 연구에서 수면부족은 면역계에 영향을 미칠 뿐만 아니라 음식물의 인체처리능력을 저해하여 내당능 장애를 유발한다고 보고하고 있다. 이러한 상태가 계속되면 인슐린 내성과 비만이 유도될 수 있다. 또한 깊은 수면이나 급속안구운동REM, Rapid Eye Movement과 같은 정상적인 수면을 할 수 없는 경우, 성장호르몬이 장애를 받아 지방세포의 증가 및 근육량의 감소를 초래하게 된다. 수면부족은 낮은 체온과 피로감을 유발한다. 이에 따라 인체는 에너지를 증가시키기 위해 음식물의 섭취량을 늘려 체온을 유지시키게 되는 것이다.

또한 체중에 대한 인슐린 과다분비에 대해서도 살펴보고자 한다. 영국의 존 유드킨 박사는 그의 저서 '달콤함과 위험Sweet & Dangerous'에서 인슐린과 코티솔의 상관 관계에 대하여 언급하였다. 그는 자발적인 지원자를 대상으로 한 임상시험에서 지원자들이 고함량의 설탕이 들어있는 음식물을 2주간 섭취하게 한 후에 관찰된 지원자들의 혈중에서 인슐린과 코티솔 농도가 증가한 것을 확인하였다. 지원자들의 인슐린 농도는 40 %까지 상승하였으나 코티솔 농도는 무려 300~400 %까지 상승하였던 것이다. 이처럼 코티솔은 다른 화학물질과 함께 작용하여 지방의 저장을 촉진하고 세포의 부피를 크게하므로, 설탕 섭취와 인슐린을 조절하는 것은 과다한 지방을 억제하는데 필요하다.

코티솔 농도 상승에 기여하는 또 다른 인자가 있다. 일부 처방의약품은 인체가 생성하는 코티솔 보다 강력한 코티솔을 포함하고 있다. 그 예로 코르티코스테로이드corticosteroid 프레드니손prednisone을 들 수 있는데 이는 인체의 코티솔 보다 5배 이상 강력한 활성을 나타낸다.

스트레스에 대한 팻플러시 프로그램의 효과

이제 코티솔과 스트레스와 연관된 팻플러시 프로그램의 각종 특징을 이해할 수 있으리라 믿는다.

- ✓ 코티솔의 자극인자로 알려진 카페인, 알코올 및 설탕을 가급적 피한다.
- ✓ 체지방연소를 촉진하기 위하여 끼니 마다 단백질을 섭취한다.
- ✓ 탐식이나 심리적 스트레스를 감소시킬 수 있는 지방을 매일 섭취한다.

체중을 조절하는 것은 식사를 조절하는 것 이상의 의미가 있다. 팻플러시 프로그램은 스트레스 해소, 활동량의 증가 및 건강증진을 위한 코티솔의 유지 등 각종 요소를 모두 포함하고 있다.

또한 미니트렘폴린, 빠르게 걷기, 근량 강화를 위한 웨이트 트레이닝 등의 운동요법은 신경전달물질 호르몬인 세로토닌의 농도를 증가시켜 스트레스에 의해 방출되는 중심지방이나 지방산을 연소시킨다. 이에 따라 기분을 고양시키거나 긴장을 완화하는데 결정적인 역할을 한다.

매일 7~8시간의 숙면을 취하는 것은 피로를 감소시키고, 체지방을 연소시키는 호르몬을 분비하게 하며 또한 코티솔 농도를 감소시킨다. 따라서 필요한 양의 숙면을 취할 수 있도록 저녁 10시에 "불을 끄는" 습관을 기르는 것이 바람직하다.

요령 매일 자신이 좋아하는 음악을 듣는다. 코넬센터 보완대체의학의 게이너 박사는 매일 15분 이상 음악을 듣고 있는 사람들의 경우 코티솔 농도를 25 %까지 감소시킬 수 있다고 말한다.

다이어트 일지쓰기도 과식의 이면에 있는 각종 감정을 확인하는데 도움이 된다. 일지쓰기는 부정적인 감정을 없애고 음식물에 유혹이 있을 때 이를 손쉽게 물리칠 수 있는 단서를 제공한다. 프로그램에 참가한 사람들의 대부분은 일지쓰기를 통해서 프로그램에 충실하게 되고 과식을 유발하는 원인인자를 파악할 수 있게 되었다고 말하고 있다. 행동 이면에 있는 각종 원인을 파악하는 것은 중요한 첫걸음이다.

팻플러시 프로그램에서 소개하는 여러가지 특성을 다이어트의 기본원칙으로 삼는 것이 바람직하다. 운동요법, 일지쓰기 및 규칙적인 수면이 일상적인 일이 되면 일생의 한 부분이 된다. 이를 꾸준히 실천하면 매일 찾아오는 스트레스의 일부를 해소시킬 수 있는 정신력을 만들수 있다.

3

CHAPTER

팻플러시 다이어트 프로그램

The Fat Flush Plan : As Easy as 1-2-3

3

팻플러시 다이어트 프로그램

모든 미술 중에
가장 아름다운 작품은
사람의 볼에 건강을 그리는 것이다.

–존 러스킨

팻플러시 프로그램의 목표는 단순하고 확실하다. 즉 신진대사를 높이고, 체내가스를 배출하고 체지방을 감소시키는 것이다. 바쁜 삶을 살면서 현대인들이 등한시하거나 잊고 있었던 라이프스타일의 균형을 되찾고, 건강한 습관을 체질화하는데 그 목적이 있다. 팻플러시 프로그램의 모든 단계는 유도미사일을 이용하여 대상물을 표적화하는 것과 같다.

프로그램에서 사용된 유도미사일은 아마씨유, 감마리놀렌산GLA, 공액리놀레산CLA, 단백질(226 g 이상의 단백질과 달걀 2개), 항산화제가 풍부하게 들어 있는 각종 야채, 적절한 양의 과일, 칼로리를 연소시키는 허브 및 향신료(예: 사과 사이다 식초, 겨자, 카옌, 생강 및 계피), 이뇨 작용을 하는 음료, 운동, 일지쓰기 및 수면 등이다.

프로그램은 순수한 천연식품으로 구성되어 있으며, 체중감소를 방해하는 흰 밀가루, 흰 설탕, 마가린, 채소 쇼트닝, 인공감미료(예: 아스파탐), 카페인, 차, 초콜릿 및 기타 소프트드링크 등은 포함되지 않는다.

실제로 프로그램에서 소개하는 식품을 섭취하게 되면 체중이 감소되고 건강해 질 수 있다. 배고픔이나 음식물에 대한 탐식도 사라지고, 우울증도 과거의 추억이 되며 중성지방과 콜레스테롤 수치도 균형을 이루게 된다. 또한 원활한 혈액순환을 통해 젊음을 되찾게되고 일상생활에 활력이 넘치게 된다.

이 프로그램은 개개인의 실행가능한 식사를 계획하고 있다. 각 단계에서는 단백질이나 탄수화물을 개인의 요구에 따라 추가할 수 있다. 예를 들어 웨이트 운동선수, 체형이 큰 근육질인 사람 또는 질병으로 인하여 심한 스트레스를 받고 있는 사람이라면 매일 226~340 g의 단백질을 섭취할 수 있다. 또한 개인의 요구량에 따라 고기, 생선, 가금류 또는 유청단백질을 자유롭게 선택할 수 있다. 마찬가지로 2주간에 걸쳐 팻플러시 프로그램을 실시하면서 매주 24시간 이상의 운동스케줄을 소화할 수 있다면 시작부터 친화적 탄수화물을 섭취할 수도 있다.

또 다른 장점으로는 참가자들이 자신이 좋아하는 음식의 양을 줄이거나 엄격한 1일 식습관에 얽매이지 않아도 무방하다는 것이다. 단지 프로그램의 기본 취지를 이해하고 실천하기 쉬운 메뉴와 단순한 레시피를 통해 체형을 날씬하게 하는 음식물을 섭취하는 것으로 충분하다.

2주 팻플러시 프로그램은 고객들로부터 많은 호응을 얻어 최대의 효과를 얻을 수 있도록 계속 업데이트하였다. 프로그램 참가자들은

14일간의 메뉴 뿐만 아니라 20개 이상의 간단한 레시피를 이용할 수 있다. 취향에 따라 메뉴(조식, 중식 또는 석식)와 레시피를 고르고 프로그램에서 제시하는 음식으로 자신의 미각을 만족시킬 수 있다.

게다가 프로그램에서 제공하는 모든 단계를 실천하게 되면 체내의 불필요한 노폐물이 제거되어 산뜻한 기분을 느낄 수 있다. 유해한 음식물, 피임제, 약물 및 스트레스성 라이프스타일에 대응하는 효과가 나타나게 되는 것이다. 인체에 축적된 노폐물은 간이나 림프계에 악영향을 주어 체지방 연소기능을 저하시킨다. 이러한 효과는 중요하다. 궁극적으로 팻플러시 프로그램의 목적은 우리의 몸과 삶을 건강하게 유지시키는데 있다.

프로그램의 모든 단계에서 찾아볼 수 있는 특징은 다음과 같다.

✓ **강력한 단백질** : 1일 226 g에 해당하는 달걀, 기름기 없는 쇠고기, 닭고기, 생선 및 유청을 섭취하여 약 20 시간에 걸쳐 신진대사를 25 %까지 높여 칼로리를 지속적으로 연소시킨다.
단백질은 인체의 조직과 근육을 재구축하는 우수한 물질이다. 이러한 단백질을 섭취하면 매 시간마다 70 칼로리를 추가적으로 연소시킨다. 이에 따라 단백질은 생체계의 해독과정을 촉진할 뿐만 아니라 허기를 느끼지 않게 하고 혈당치나 인슐린 농도를 지속적으로 유지시킨다. 또한 요구르트와 함께 달걀을 섭취하게 되면 유황이 함유된 아미노산이 지방대사를 도와준다.

✓ **오메가의 놀라운 효과** : 고함량의 리그난이 함유된 아마씨유 및 달맞이꽃 오일, 보리지 또는 블랙커런트씨 오일에서 유래된 GLA 함유 식

물성 식품은 체지방을 연소시키는 작용을 촉진한다. 아마씨유는 포만감을 느끼게 하여 체지방 세포에 체류하고 있는 지용성 독소와 결합하여 몸 밖으로 배출시킨다. GLA는 갈색지방세포를 동원하여 과다한 칼로리를 연소시키고 에너지를 충전시킨다.

- ✓ **다양한 종류의 친화적 탄수화물** : 항산화제가 풍부하게 들어 있는 과일이나 채소는 각종 천연효소, 비타민 및 칼륨 등의 미네랄을 함유하고 있어 나트륨을 세포 밖으로 배출하여 수분저류를 방지한다.
- ✓ **열생성 향신료** : 생강, 카옌, 겨자 및 계피 등의 열생성 향신료는 체온을 상승시켜 신진대사를 높이는 역할을 한다. 실제로 각종 임상연구에서 일부 향신료는 체지방을 연소시키는 작용을 배가시킨다고 보고되어 있다.
- ✓ **대사 차단인자의 제거** : 밀, 우유 및 효모 유래 조미료는 체지방연소를 차단하거나 알레르기 증상(예: 부운 눈, 눈자위의 다크서클)을 유발한다. 이들은 또한 수분저류, 신진대사의 지연 및 지방생성과 연관이 있다.
- ✓ **롱라이프 칵테일** : 체내의 노폐물이 신속하게 배출될 수 있도록 무가당 크랜베리 주스를 물로 희석한 신선한 혼합물을 매일 마시게 되면, 림프계에 존재하는 지방덩어리를 제거할 수 있다. 이 칵테일에 고함량의 식이섬유인 차전자피(실리움)를 첨가하면 지방의 흡수를 차단하고, 체지방의 배출을 증가시킨다. 또한 독소물질과 결합하여 이들이 체내에서 재흡수하지 못하게 한다.

시작하기에 앞서

프로그램의 1단계를 실시하기 1주일 전부터 매 끼니마다 수분섭취를 증가시키는 것이 바람직하다. 이 시기에 조식과 중식 사이에 적어도 2잔의 물을 마시고, 중식과 석식 사이에 2잔 이상의 물을 마시는 것이다. 이는 인체의 수화상태를 높이고 평소보다 많은 물을 마시는 새로운 습관을 형성하는 과정이다. 신체의 수화상태가 증가하면 마가린, 튀긴 음식, 가공채소오일에서 유래한 모든 트랜스 지방이 체내에서 배출되기 시작한다(4장 참조). 이어 흰 설탕, 흰 쌀 및 흰 밀가루 대신에 식이섬유가 풍부하게 들어 있는 채소류로 대체한다. 다양한 색깔의 채소류는 각종 독소물질을 배출하게 만든다. 또한 2~3조각의 신선한 과일은 효소를 활성화시키는 칼륨을 함유하여 조직 내에 축적된 액체를 배출한다.

가장 비중을 두어야 할 것은 알코올, 커피(카페인이 없는 커피 포함), 차, 콜라 및 소프트음료의 양을 줄이는 것이다. 카페인이 없는 음료 조차 약간의 카페인이 들어 있으므로 간에 스트레스를 주고 지방을 분해하는 간의 능력을 저해한다. 또한 카페인이 없는 커피의 산성도는 레귤러 커피 보다 높다. 카페인이 없는 커피를 제조하는 과정에서 역겨운 냄새가 나는 오일과 화학물질(예: 트리클로로에틸렌trichloroethylene 또는 염화메틸렌methylene chloride)을 첨가하고 있기 때문이다. 따라서 팻플러시 프로그램에는 카페인 없는 커피도 배제시켰다.

하루 2잔 이상의 커피를 마시는 사람은 진정한 미각과 느낌을 자랑하는 허브커피로 대체하는 것이 바람직하다. 내가 즐기고 있는 허브

커피는 풍미가 있으며 진짜 커피처럼 끓여 마실 수 있다.

이와 같은 단계를 충실히 이행하면 1단계의 4일째에 나타날 수 있는 금단증상을 예방하는데 도움이 된다. 특히 커피와 설탕과 관련된 금단증상으로는 두통, 피로, 자극감 및 허기의 증가를 들 수 있다. 이러한 금단증상은 일반적으로 1단계의 5일째에 사라지게 된다.

1단계 : 2주간의 체지방 배출

팻플러시 프로그램의 시작단계에서는 매일 평균 1,100~1,200 칼로리의 에너지원을 섭취하여 체중을 감량하는 것을 목표로 하고 있다. 또한 2주에 걸쳐 특히 지방이 축적되는 부분(예: 히프, 허벅지, 둔부)에서 체지방 감소를 촉진하여 체형을 변모시키게 된다. 프로그램에 참가한 후에 12인치가 줄었다거나 반대로 약 2.2 kg의 체중만이 감소하였다고 보고한 사람도 있는데, 이는 팻플러시 프로그램이 근육의 감소(다수의 다이어트 프로그램에서 지향하는 목표)가 아니라 체지방 배출이나 복부불쾌감을 사라지게 하는데 주안점을 두고 있기 때문이다. 근육의 중량은 지방보다 무거우므로 현재 입고 있는 옷의 사이즈를 약간 줄였다는 것은 4.5 kg의 체중을 감량하는 것보다 의미있는 일이 될 것이다.

프로그램에 참가하는 사람들은 모두 체중감량이나 입는 옷 사이즈를 줄이는 목표와 관계없이 1단계에서부터 시작해야 한다. 그 이유는 무엇일까? 이는 인체의 노폐물을 배출하여 체내의 지방연소과정을 활성시키기 위한 것이다. 2주 팻플러시 프로그램은 먼저 인체 내부를 청소하기 위해 인체의 지방연소기관인 간에 충분한 영양소를 공급하여 체중감소를 촉진한다. 이에 따라 간의 기능은 보다 효율적으로 지방을 분해할 수 있도록 증강된다. 2장에서 언급한 바와 같이, 간은 화학물질과 독성물질로 둘러싸여 있으면 지방연소 기능을 발휘할 수 없다. 프로그램에 참가한 사람들은 이 단계를 '다이어트 신병훈련소diet boot camp'라는 애정어린 명칭으로 부르고 있다. 나도 이에 동의한다. 팻플러시 프로그램의 1단계는 특히 체중감량에 어려움이 있거나 감량할 체중이 많은 경우에 동기를 부여할 수 있는 프로그램이다.

체지방의 연소는 적절한 음식물을 섭취함에 따라 가능하지만, 체내에 저장된 독소는 열대사촉진제thermogenic agent를 복용하거나 운동요법, 기타 체중감량요법을 실시하여도 거의 제거되지 않는다. 비연소된 독소는 지방저장소에서 혈류, 기관 및 조직으로 옮겨져 두통, 자극감 및 오심 등을 초래한다. 이러한 부작용으로 많은 사람들이 체중감량을 지속적으로 실시하는데 어려움을 겪게 되는 것이다.

2주 팻플러시 프로그램의 1단계에서는 독소와 관련된 부작용에 효과적으로 대응하기 위하여 오일(아마씨유), 섬유질, 수분 및 운동량을 증가시키고 있다. 섬유질, 수분 및 운동은 내장, 뇨 및 땀을 통해 독소를 배출시킨다. 사용된 오일은 체내의 지방세포에 체류하고 있는 지용성 독소와 결합하여 몸 밖으로 배출된다.

체중을 10 kg 이상 감량하고 싶은 사람은 팻플러시 프로그램의 1단계 실시기간을 2주 이상 연장할 수 있다. 실제로 한달 정도가 적당하다고 생각되지만 약간 지루할 것이며 또한 음식물에 대한 선택도 제한되어 있다. 프로그램의 2단계에서는 체중감량은 약간 늦게 나타나지만 다양한 음식물을 선택할 수 있다. 팻플러시 프로그램의 1단계는 신장이나 간에 질환이 있는 환자, 임산부 또는 수유부, 식사에 장애가 있는 환자 또는 12세 이하의 어린이에겐 다소 가혹하고 엄격하다고 말할 수 있다.

2단계 : 체지방 배출의 진행

프로그램의 2단계는 추가적인 체중감량을 목표로 하는 사람들을 대상으로 하고 있으나, 체중감량을 하면서도 다양한 음식을 즐기고자 하는 사람들에게 보다 적합하다고 말할 수 있다. 2단계에서는 매일 1,200~1,500 칼로리를 공급하면서 체중감량을 진행하여, 목표로 하는 체중감량이나 입고 있는 옷 사이즈를 줄이는데 그 주안점을 두고 있다. 2단계의 메뉴는 1단계에서 사용하는 음식을 그대로 반영하고 있으나 2가지의 친화적 탄수화물 음식을 추가하고 이를 매주 마다 하나씩 섭취하게 된다. 새로운 음식을 추가하여 체중감량에 대한 이들의 효과를 체크할 수 있다.

2단계에서 흥미로운 사실은 탄수화물 음식이 추가되어 체중감량이 늦게 나타나는 사람도 있는가 하면, 1단계와 마찬가지로 동일하게 체중이 감소되는 사람도 있다는 것이다. 자신의 체중감량 목표가 어느 정도 달성할 때까지 2단계를 계속 실시한다. 즉 개인에 따라 2주, 4~6주 또는 원하는 체중감량에 따라 수 개월이 요구될 수 있다.

이 시기에 일지를 쓰는 것은 중요하다. 2단계를 시작하면서 0.9 kg 정도 늘었다면 이에 대한 원인을 즉시 추적하여 문제가 되기 전에 의심되는 음식을 먹지 않거나 그 양을 줄인다. 또한 일지를 쓰게 되면 3단계의 라이프스타일 프로그램에서 문제가 되는 음식을 추적하는 것이 가능하다. 체내의 부작용으로 복부불쾌감, 가스, 졸음 및 탐식에 대한 재발 등과 같은 각종 증상이 관찰될 수 있으므로 이에 대처할 필요가 있다.

또한 보다 엄격한 식이요법이 필요하다고 판단되는 경우 1단계로 돌아가서 다시 시작할 수 있다는 것을 기억하자.

3단계 : 라이프스타일 식생활 프로그램

3단계는 일생동안 체중을 유지할 수 있도록 하는 프로그램으로 1,500 칼로리를 제공하여 언제나 활력과 건강을 유지하도록 한다. 3단계는 2단계에서 제시한 음식물을 그대로 사용하되 하나 이상의 친화적 탄수화물을 선택하도록 구성되어 있다. 또한 체중이 허용하는 한 2가지 이상의 탄수화물 음식물 뿐만 아니라 2가지의 낙농제품 등 총 4가지의 탄수화물 음식을 섭취할 수 있다. 3단계에서 소개하는 탄수화물 음식은 녹말이 많이 함유된 채소와 글루텐이 포함되지 않은 저자극성 곡류에서 선택한 것이다. 3단계에서는 2단계와 마찬가지로 새롭게 포함된 음식물을 시식하여 알레르기 증상의 발현유무를 조사하게 된다.

3단계 팻플러시 프로그램은 고칼로리와 칼슘함량이 높은 녹말이 많이 함유된 채소, 글루텐이 포함되지 않은 곡류 및 낙농제품을 섭취할 수 있으므로 임산부나 수유부에게 적합한 프로그램이다. 프로그램의 모든 단계에서 사용되는 있는 푸성귀는 칼슘이 풍부하게 들어 있는 식품인데, 예를 들어 우유에는 300 mg의 칼슘이 함유되어 있으나 1/2컵의 정도의 콜라드 또는 순무 잎사귀에는 250 mg의 칼슘이 들어 있다. 그러나 프로그램에 참가하는 대다수 사람들은 낙농제품에서 유래된 칼슘을 선호하고 있다. 따라서 식단을 짜는 일이 다른 단계보다 훨씬 쉽다고 말할 수 있다.

그러나 참가자가 프로그램의 다른 단계에서 낙농제품의 섭취를 피하고 식단에서 제외하여 셀룰라이트를 제거하였다면, 칼슘보충을 위해 낮은 용량의 칼슘보조제를 복용하는 것이 좋다. 또한 음식물의 흡수를 촉진하기 위하여 마그네슘도 보충한다.

3단계에서 체중이 원상태로 돌아갔다 해도, 체지방이 늘어난 것이 아님을 명심하자. 2장에서 소개한 CLA의 임상 시험 결과를 기억하는가? 다이어트를 하고 다시 몸무게가 증가한 80명의 비만자들을 임상 시험한 결과에서 CLA를 섭취한 사람들은 지방과 근육의 비율이 절반씩 균등하게 나타났다.

3단계의 통합

팻플러시 프로그램의 모든 단계에서 다이어트와 운동요법의 효과를 최적화하기 위해, 지방과 탄수화물의 대사를 촉진하는 영양소 뿐만 아니라 각종 독소를 해독시키는 간 기능을 향상시킬 수 있는 강력한 영양소를 섭취하는 것이 바람직하다. 민들레 뿌리, 밀크티슬, 메티오닌, 이노시톨, 콜린, 리파제, 크롬 및 L-카르니틴에 들어있으며 체내 지방연소 능력을 11배 까지 향상시킨다.

강력한 실천의지

팻플러시 프로그램의 1단계에서 체내 배출작용이 일어나고 있는 것을 경험한 사람이라면 정신상태가 예민해지고 있다는 것을 느낄 것이다. 참가자 중에 한 사람은 "신체가 오염되어 있으면 정신이 무뎌져서 예리한 정신력을 기대할 수 없다"고 말하고 있다. 인체 내부가 깨끗해지면 다른 면을 살펴보는데도 안정적인 준비 자세를 갖추게 된다. 원래 팻플러시 프로그램은 1년에 4번, 특정 시기에 실시하도록 고안되었으며 계획에 의한 의식적인 행동을 활용한 것이다. 프로그램의 실질적이고 체계화된 접근법은 질서감각을 조성할 뿐만 아니라 음식섭취 프로그램을 선택함으로서 혼란스러운 면을 재정비할 수 있는 이점을 가지고 있다.

내적인 면을 살핀다

일지쓰기는 자신의 경험을 토로하는데 중요한 동반자가 된다. 즉 일지를 쓰게 되면 섭취하는 음식물과 식사습관을 추적하는데 도움이 된다. 실제로 일부 전문가들은 일지쓰기 그 자체가 체중증가를 방지하는데 일익을 담당하고 있다고 말하고 있다. 팻플러시 프로그램에서 일지를 쓰는 것은 음식물의 섭취량과 이에 대한 부작용(예: 복부불쾌감, 졸음, 자극감 및 두통) 및 진행사항을 추적하는데 도움이 된다.

팻플러시 프로그램을 실시하게 되면 체중보다 몸의 사이즈가 줄어들게 되므로 몸의 치수를 측정하는 것이 바람직하다. 몸의 사이즈가 줄어드는 것은 체지방의 감소를 의미한다. 체중을 감소하는 것보다 체지방의 감소를 통하여 체질량을 유지하는 것이 된다. 친화적 탄수화물과 일부 낙농제품을 추가하는 프로그램의 2단계 및 3단계에서 일지를 쓰게 되면 신체의 부작용을 발견하고 부정적인 음식물 반응을 추적할 수 있다.

또한 일지쓰기는 다이어트의 구성성분 이외에도 신체와 정신을 가다듬게 한다. 일지를 쓰면서 감정을 추적하게 되면, 섭식을 유도하는 이면에 나타난 감정을 뚜렷이 파악하여 효과적인 대응법이 가능해진다. 일지쓰기는 감정을 표출할 수 있는 안전하고 편안한 공간을 제공하여 목표달성을 계획하고, 패턴을 인식하며 자아발견의 세계로 몰입할 수 있다. 또한 일지쓰기에 시간을 할애하면 실제로 음식물 섭취량이 감소되어 체지방이 증가되는 가능성이 차단된다.

운동의 힘을 활용한다

팻플러시 프로그램의 운동요법은 다른 다이어트 운동프로그램의 목표 이상의 것을 추구하고 있다. 운동 프로그램 또한 인체의 지방 가공소인 림프계를 표적화하고 있다. 림프계는 인체의 두 번째 순환계로서 체내의 모든 부분을 관통하고 있는 수 백 만개의 작은 채널로 구성되어 있다. 림프계의 채널은 혈액을 통하여 내장에 있는 모든 노폐물과 지방을 세포로 운반하고 있는데, 허벅지와 팔 등 근육의 수축에 의존하고 있다. 그러나 림프계는 심장처럼 펌프능력이 없으므로 바운싱, 심호흡 또는 빠르게 걸을 때 팔을 움직이는 것으로 림프계를 "운동"시킬 필요가 있다.

팻플러시 프로그램의 모든 단계에서 림프계를 청소하기 위해 매일 5분 동안 바운싱 기계에 올라가서 운동을 하게 되면 림프계에서 나오는 노폐물을 부드럽게 완화시킬 수 있다. 바운싱 운동으로 림프액을 청소하는 가장 큰 이점은, 나이 또는 신체적 결함과 관계없이 모든 사람들이 이용할 수 있다는 점이다.

프로그램의 모든 단계에서는 저강도 운동을 즐기게 된다. 저강도 운동은 매일 빠른 걷기로 시작한 후에 매주 2회 근력운동을 추가하여 근육을 탄탄하게 만드는 것을 말한다. 특히 근력운동은 체중감소에 도움을 준다. 팻플러시 운동프로그램의 1단계에서는 20분에 걸쳐 활발한 걷기를 할 때 양팔을 힘차게 흔들어 림프계의 흐름을 자극하고 이어 각종 독소를 움직이게 한다. 이어 2단계에서는 30분, 3단계에서는 40분으로 빠르게 걷는 운동시간을 연장한다. 그러나 매일 45~60분 이상을 운동하는 것은 인체에 너무 무리를 주게 되며, 팻플러시 프로그램에서는 궁극적으로 여러 이유에서 적당량의 운동을 권하고 있다.

운동은 인슐린 농도를 지속적으로 낮출 수 있으며 뇌에서 엔도르핀이 분비돼 기분이 좋아지므로 감정을 통제하는데 기여할 수 있다. 운동을 통하여 집중력이 향상된다는 것은 의심할 여지가 없다.

적절한 수면의 미

적절한 양의 수면이 필요하다는 사실도 기억해야 한다. 숙면은 스트레스의 주요 원천이 되는 코티솔의 생성을 감소시키고 신체 능력을 회복시킨다. 팻플러시 프로그램에서는 일정한 취침시간(통상적으로 저녁 10시)에서 기상시간까지 8시간의 숙면을 취하도록 권하고 있다.

이러한 모든 기본요소들이 연결되어 균형있는 라이프스타일을 구축하게 된다. 이제 시작해보자.

4

CHAPTER

1단계 : 2주 팻플러시 프로그램

Phase 1: The Two-Week Fat Flush

4

1단계 : 2주 팻플러시 프로그램

음식은 적절한 영양을 유지하는데
중요한 역할을 하고 있으나
궁극적으로는 자신이 음식을 선택하고
몸이 이에 대해 반응하는 것이다.

–헤이즐 파셀스 박사

2주 팻플러시 프로그램은 인체 내 각종 조직과 간에 축적된 체지방을 청소하고 몸 속 조직 내에 쌓여 있는 액체를 신속하게 제거하여 체중을 감소시키는데 그 목적이 있다. 이 프로그램은 새로 형성되는 중성지방을 방지하고, 인체의 구성성분에서 유익한 지방의 비율을 재설정하여 지속적으로 체지방을 연소시키고 식욕을 억제하는 발판을 마련하는데 주안점을 두고 있다. 그 결과 체중이 서서히 감소된다.

프로그램을 실시하는 사람들에게 체중감소 만큼 희소식이 또 있을까. 실제로 프로그램에 참가한 여성 중에 제니퍼는 출산 후 자신의 체중이 14 kg까지 불어났으나 불과 14일 만에 9 kg을 감량하는 눈부신 실적을 올렸다. 여러분은 아마도 이와 같은 체중감량이 '수분에 의한 체중' 이 감소된 것이므로 다른 모든 다이어트와 마찬가지로 다시 체중이 증가할 것이고 생각할 수 있다. 그러나 사실은 그렇지 않다. 제니퍼는 1단계에서 '수분에 의한 체중' 과 관련된 근본적 원인을 치료하였다. 이후 그녀는 밀가루 음식이나 설탕이 들어간 음식을 섭취하지 않으면서 2단계에서도 계속하여 체중감량을 시도하였다. 팻플러시 프로그램을 실시하면서 2 kg 정도의 체중감량이 된 사람이 있는 반면, 12인치까지 줄은 사람도 있다. 이는 실제로 지방세포가 감소하고 있다는 희소식인 것이다.

팻플러시 프로그램을 성공적으로 실시할 수 있는 열쇠는 자신만의 목표를 설정하고 프로그램 일지에서 그 성과를 매일 체크하는 것이다. 나는 '마음만 먹으면 무엇이라도 할 수 있다' 는 말을 굳게 믿고 있다. 따라서 프로그램의 각 단계에 대하여 다른 목표를 세운다. 예를 들면, 자신의 먹는 습관을 변화시키는데 동기를 부여할 수 있는 목표를 가지고 시작한다. 즉 둔부 주위에 있는 지방을 7.6 cm 정도 줄이기, 대퇴부와 엉덩이에 있는 셀룰라이트 제거, 허리선 또는 복부를 날씬하게 하기, 보다 건강하고 에너지가 넘치는 기분으로 만들기, 배의 불쾌감이나 수분증가 제거하기, 몸 속 독소를 제거하여 청결히 하기 등으로 각종 이점을 경험해보겠다고 목표를 세우는 것이다. 여기에 프로그램 일지를 작성하는 것으로 자신의 신체상태를 꾸준히 체크하는 것은 큰 도움이 된다.

꼭 기억해야할 사항이 있다. 여러분이 목표를 체중감소에 두고 있다면 매일 점검하는 체중계의 숫자에 신경을 쓰지 말고 잊어버려야 한다. 일주일에 한번 정도 체중을 잰다. 사람마다 체중 감소율이 다르고 실망할 수 있는 여지도 많을 것이다. 프로그램에 참가하면 지방이 없는 근육조직이 비례적으로 늘어남에 따라 체내 지방이 감소하게 된다. 근육은 지방보다 무거우므로 자신의 체중을 재분포시킴에 따라 급격한 체중감소 없이 자신의 몸을 보다 날씬한 실루엣으로 조각할 수 있다.

간에 휴식을 주는 것

2주 팻플러시 프로그램은 간을 보호하는데 매우 효과적인 프로그램이다. 앞에서 언급한 바와 같이, 사람들은 간을 매일같이 혹사시키고 있으며, 또한 간이 지방연소 기관인 것을 등한시하고 있다. 팻플러시 프로그램에서는 간의 기능이 최대한 발휘될 수 있도록 완전한 영양소를 제공한다. 간은 많은 혈액과 각종 영양물질도 저장하고 있는 '저장창고' 의 역할을 하는 곳이다. 또한 이러한 영양물질을 필요에 따라 분해하거나 합성하여 전신의 각 기관에 공급하는 역할을 담당하고, 해가 되는 물질이 들어오거나 생기면 이것을 해독하는 작용을 한다. 간에는 2,000여종의 효소가 있어 호르몬과 신경의 조절을 받아 혈류조절작용, 여과작용, 저장작용, 소화촉진작용, 살균작용, 면역체 형성 등의 기능을 수행하고 있다. 그런데 독소나 과다한 지방이 간을 응고시키면 체지방을 원활하게 연소시킬 수 없다.

2주 팻플러시 프로그램

팻플러시 프로그램에서는 최대한의 효과를 얻기 위하여 특정한 음식을 아침, 점심 및 저녁에 섭취하도록 한다. 리스트는 염분이 들어있지 않은 자연식으로 구성되어 있으며, 프로그램에 포함되지 않은 음식물로는 트랜스지방(마가린, 가공처리된 식물성 기름, 쇼트닝 등), 카페인, 콜라, 다이어트 소다, 알코올, 아스파탐, 각종 향신료, 효모와 관련된 식초(사과 사이다 식초는 제외), 대두 소스, 가공 겨자 및 바비큐 소스 등이 있다. 이러한 음식물은 간의 해독경로에 과부하를 가져와 체지방연소의 양 감소 등 간의 능력을 떨어뜨리며, 체지방의 축적을 촉진하는 인슐린을 자극하여 체중감량을 억제한다.

요령 팻플러시 프로그램의 성공 유무는 자신의 식습관에 달려 있다.

프로그램에 소개하는 허브와 향신료는 단순히 풍미를 높이기 위한 것만이 아니다. 이들은 강력한 다이어트 보조물질로서 대사를 촉진하고(예: 카옌, 마른 겨자, 생강 등), 소화촉진(예: 마늘, 아니스, 회향 등), 인슐린과 포도당 수치 개선(예: 계피, 정향, 월계수잎, 코리앤더 등), 인체에 저류된 수분 제거(예 : 파슬리, 고수풀잎, 회향 등) 및 각종 질병을 예방하는(예: 커민) 역할을 한다.

카레나 칠리고추(카옌은 칠리가 아님) 등의 극히 매운 향신료는 피하는 것이 바람직한데 그 이유는 이런 형태의 조미료는 수분저류를 유발할 수 있기 때문이다. 또한 많은 사람들이 이러한 조미료가 첨가된 음식을 먹게 되면 졸음이 오게 된다. 이와 유사하게 흑색고추의 경우에도 세포의 산성도pH 에 영향을 주어 피로나 졸음을 유발할 수 있으므로 프로그램에서 제외하였다.

최초 2주 동안에는 매일 아미씨 기름이나 감마리놀렌산GLA 등과 같은 필수지방산을 제외한 각종의 오일이나 지방은 섭취하지 않는다.

음식물을 살짝 튀기거나 달걀을 요리할 때 저염분이나 염분이 전혀 들어 있지 않은 닭고기 수프, 쇠고기 수프 및 야채 수프(9장 참조)를 사용한다.

모든 곡류, 빵, 시리얼 및 녹말류 야채(예: 감자, 옥수수, 완두콩, 당근,

나는 초기 2주에 걸쳐 본 프로그램을 실시하는 동안 약 7 kg의 체중이 감소되었을 뿐만 아니라 내가 가장 좋아하는 옷을 입을 수 있게 되었다. 이제까지 나를 괴롭혔던 음식물 탐닉 증상이 사라지게 되었으며 보는 사람들마다 10년은 젊어 보인다고 덕담을 한다. 손톱과 발톱도 이전보다 건강해졌다.

나는 전문직에 종사하는 여성으로 언제나 정상에 서기 위하여 많은 에너지와 스테미너를 필요로 한다. 라디오 쇼를 제작하고 있으므로 하루에 엄청난 양의 일을 소화시켜야 하는데 이 다이어트 프로그램을 하면서 나의 에너지와 투지는 언제나 충만한 상태에 있다. 바쁜 와중에서도 이 프로그램을 소화하고 있으므로 누구든 시도해 볼 수 있지 않을까?

라디오 쇼를 진행하면서 다이어트 전문가들과 면담한 기회가 많았으며 이 중에 엣킨스(Atkins) 박사가 추천하는 다이어트를 시도해 보았는데 어떤 다이어트 프로그램을 통해서도 성취할 수 없었던 결과를 얻게 되었다. 이 지방배출 프로그램은 건강한 활기참과 체중감량에 큰 도움을 준다.

– 프랭키 보이어(Frankie Boyer)

호박, 강낭콩 등)는 완전히 절단하여 사용한다. 글루텐이 들어 있는 곡물(예: 밀, 호밀, 귀리, 보리)은 알레르기나 수분저류를 유발하거나 '가짜 지방'으로 오인할 수 있다. 완두콩, 호박, 강낭콩 등의 '친화적 탄수화물 음식'은 2단계 및 3단계에서 당근과 함께 점차적으로 다시 추가한다.

이제 우유, 요구르트 및 치즈 등과 같은 낙농제품의 섭취를 줄일 필요가 있다. 유제품은 음식물 알레르겐과 관련된 인자 중의 하나이다. 팻플러시 프로그램에서 칼슘의 공급원은 비낙농제품인 녹색식물이다. 고함량의 칼슘이 들어 있는 녹색식물의 예로 케일, 콜라드, 에스캐롤, 물냉이, 브로콜리, 겨자 및 순무 등을 들 수 있다. 이러한 녹색식물 중 적어도 2가지 이상의 녹색잎 채소를 섭취하고 계속 식단에 오를 수 있도록 하는 것이 바람직하다. 이들 녹색 식물은 정제된 엽록소를 공급하는 귀중한 공급원이며 가장 중요한 미네랄인 마그네슘을 제공하고 있다. 마그네슘은 에너지 생산과 단백질 형성, 세포 복제를 포함한 많은 세포의 기능에 있어 중요하다. 마그네슘은 인체 내에서 350개 이상의 생화학 반응에 관여한다. 특히, 에너지(예를 들어 ATP)를 생산하는 작용에 관여한다. 마그네슘은 또한 나트륨과 칼륨의 활성화에도 필요하다.

2주 다이어트 성공을 위한 1일 준수사항

기름

1일 섭취량 : 고함량의 리그난이 들어 있는 아미씨유를 1일 2회 1 큰술

목적 : 아마씨유에는 오메가-3 지방산이 오메가-6 지방산 보다 3배 정도가 들어 있어 각종 혈관질환이나 인슐린을 조절하는데 필수적이다.

> **요령** 한 프로그램 참가자는 2개의 빈 프라스틱 케이스에 1일 사용량인 아마씨유와 사이다 식초를 각각 보관하여 이를 휴대한다. 또 다른 참가자는 집과 사무실에 각각 아미씨유를 한 병씩 보관하여 섭취하고 있다.

기름기가 적은 단백질

1일 섭취량 : 매일 226 g 정도

공급원 : 각종 생선, 해산물, 기름기가 적은 쇠고기, 송아지 고기, 새끼양의 고기, 껍질이 없는 닭고기, 유청. 가능하면 유기농 또는 초원에서 사육한 고기를 섭취한다. 한끼 식사 시에 약 20 g의 단백질과 함께 유당이 들어 있지 않은 고단백질의 유청파우더를 선택하며 탄수화물 음식은 피한다. 두부나 템페(콩발효식품)를 매주 2회 섭취한다.

목적 : 단백질은 체내 대사를 25 %까지 증가시키고 간의 해독효소를 활성화시킨다.

달걀

1일 섭취량 : 매일 2개

목적 : 달걀에는 오메가-3 지방산이 풍부하게 들어 있어 맛이 좋을 뿐만 아니라 눈이나 뇌의 건강을 지키는데 효과적인 항산화제(예 : 루테인Lutein 과 제아크산틴Zeaxanthin)와 콜레스테롤을 분해하는 포스파티딜콜린phosphatidylcholine 및 간의 정화과정을 보조하는 유황 등이 함유되어 있다.

각종 채소류

1일 섭취량 : 날것이나 조리한 것을 무제한 섭취(별도의 지시가 없는 한).

공급원 : 아스파라거스, 깍지콩, 브로콜리, 싹눈양배추, 양배추, 콜리플라워, 배추, 당근, 오이, 콩, 가지, 시금치, 에스캐롤, 순무 그린, 케일, 겨자 그린, 상추·로메인, 아루굴라, 레디치오, 엔다이브, 파슬리, 양파, 차이브, 녹색 및 적색의 피망, 히까마, 버섯, 올리브(3개), 무, 녹두 새싹, 오크라, 자주개자리 새싹, 토마토, 물냉이, 적색 또는 녹색의 잎상치, 주키니, 노란 호박, 마름, 죽순, 마늘 등.

목적 : 섬유질이 많고 다양한 색상의 식물영양소가 풍부하게 들어있는 채소류는 간을 깨끗하게 하고 카로티노이드carotenoid 계열의 성분을 제공한다.

각종 과일류

1일 섭취량 : 매일 2개

공급원 : 작은 크기의 사과(1개), 자몽(반개), 작은 크기의 오렌지(1개), 중간 크기의 매실(2개), 큰 크기의 딸기(6개), 큰 크기의 버찌(10개), 승도 복숭아(1개), 배(1개), 1컵의 베리(블루베리, 블랙베리, 라즈베리) 등.

목적 : 자연의 천연 청정제는 각종 효소와 미네랄(예: 칼륨)의 함량이 높으며 혈당지수가 낮다.

크랜베리 수cranberry water

1일 섭취량 : 하루에 8잔

목적 : 크랜베리 주스 – 물 혼합물은 수분저류를 개선하며, 림프계의

축적된 노폐물을 청소하고 셀룰라이트를 제거한다.

조제방법 : 감미료가 포함되지 않은 크랜베리 주스를 구입한다. 이어 2개의 빈 병(960 *ml*)을 준비한다. 각각의 병에 120 *ml*의 크랜베리 주스와 840 *ml*의 물을 채운다.

요령 1 크랜베리 주스를 간단히 만들 수 있는 레시피를 소개한다. 크랜베리 340 g을 대형 소스냄비에 넣는다. 4컵의 정제수를 넣고 베리가 모두 떠오를 때까지 끓인다. 주스를 걸러내고 필요시 스테비아 플러스Stevia Plus를 첨가하여 신맛을 제거할 수 있다. 이 레시피로 907 g의 크랜베리 주스를 직접 제조할 수 있으며 약 4일 동안 복용할 수 있다.

요령 2 감미료가 첨가되지 않은 무설탕의 크랜베리 주스를 구입한다. 일부 브랜드에는 옥수수 시럽이나 아스타탐이 들어있을 수도 있다.

롱라이프 칵테일

1일 섭취량 : 1일 2회(깨어날 때와 취침전)

목적 : 인체의 호르몬 균형을 유지하기 위하여

조제방법 : 250 *ml*의 크랜베리 수에 차전자피psyllium husk 분말 1 큰술이나 아마씨 가루 1 큰술을 첨가한다.

요령 1 씰리움을 신속히 혼합하여 응고되기 전에 즉시 마시는 것이 바람직하다. 빨대를 사용하면 복용하기가 편리하다.

요령 2 롱라이프 칵테일은 피임약이나 기타 처방의약품을 복용하기 2시간 전후로 하여 마시도록 한다. 섬유질은 약물의 흡수를 간섭할 수 있다.

허브와 향신료

1일 섭취량 : 맛을 보는 정도

공급원: 카옌, 마른 겨자, 계피, 생강, 딜, 마늘, 아니스, 회향, 정향, 월계수의 잎, 코리앤더, 파슬리, 실란트로, 사과 사이다 식초 및 커민

목적: 대사 촉진

기타

아침에 유기농 커피 1잔

감미료

1일 섭취: 스테비아 플러스

허용되는 감미료: 스테비아 플러스는 유일하게 허용되는 감미료이다. 이 허브는 아침 스무디smoothie에 사용되며 여러 레시피 중에서 선택할 수 있다(일부 프로그램 참가자 중에는 스테비아 플러스를 크랜베리 주스-물 혼합물에 넣기도 한다). 스테비아 플러스는 혈당에 영향을 주지 않으며 체지방생성을 촉진하는 인슐린 농도를 증가시키지 않는다. 또한 곰팡이가 서식하지 않는 식물이다. 이 허브에 들어 있는 프락토올리고당FOS은 장내에서 좋은 박테리아의 증식인자로 작용하고 변비와 변성을 개선하며 간을 보호하는 역할을 한다.

1일 다이어트 식단외의 사용되는 물질

조식 전: 신장과 간의 기능을 보호하기 위하여 레몬주스 1/2잔과 함께 온수 1잔(250 *ml*)을 마신다.

조식 및 중식: 지방을 연소시키는 GLA가 풍부하게 들어있는 보조물질을 매일 360~400 mg까지 섭취한다.

공급원 : 캡셀당 90 mg의 GLA가 함유된 보조물질(1일 2회, 2캡셀), 캡셀당 40~45 mg의 GLA가 함유된 500 mg 캡셀의 달맞이꽃 오일(1일 2회 4캡셀) 또는 캡셀당 200 mg의 GLA가 함유된 보라지 오일 borage oil 1,000 mg을 복용한다.

매일 섭취할 수 있는 것 :

- ✓ 건강증진을 위하여 적절한 양의 종합비타민이나 미네랄 보조성분
- ✓ 민들레 뿌리 및 큰엉겅퀴 등과 같이 간을 보호하는 허브류
- ✓ 크롬 등의 탄수화물 조절물질
- ✓ L-카르니틴, 메티오닌, 콜린, 이노시톨, 리파제 및 레시틴 등의 지방 산화물질

2주 팻플러시 다이어트 메뉴

팻플러시 프로그램의 14일간 메뉴를 소개하겠다. 신체 대사를 높이는 각각의 메뉴는 영양적인 측면을 충분히 고려하여 설정한 것이다. 조식, 중식 및 석식에 사용된 음식물은 체지방을 연소시키는 이뇨성 식품, 음료 및 조미료이다. 이와 같은 음식물을 중점적으로 섭취하면 할수록 체중이 서서히 감소하게 된다.

그러나 이 같은 메뉴는 반드시 준수해야 하는 것은 아니다. 우린 모두 평범한 사람들이다. 정확하게 준수하는 것이 바람직하지만 레스토랑에서도 도움이 될 수 있는 음식물을 발견할 수 있다. 무엇보다 프로

그램의 취지를 이해하는 것이 중요하다. 이는 연어, 칠면조 고기, 햄버거(둥근 빵이 추가되지 않은 것), 신선한 해산물(예: 개, 새우, 가리비), 스테이크, 쇠고기 구이 또는 닭고기 등과 야채류를 주문하는 것 같이 쉬운 일이다. 이때 크루톤(샐러드 장식용의 가미된 말린 빵조각)이나 드레싱이 포함되지 않은 시저샐러드를 주문하거나 양파나 파슬리에 버무린 것을 요리사에 요구할 수 있다. 또한 시저샐러드 위에 구운 새우, 연어, 칠면조 고기 또는 닭고기를 주문할 수 있다. 아마씨유를 첨가할 땐 샐러드에 첨가하는 것이 풍미가 있다. 가능하면 음식점에서 제공하는 드레싱보다 레몬이나 라임을 샐러드에 첨가한다.

또한 개별적인 기호에 따라 관련 메뉴를 변경시킬 수 있다. 9장에서 설명하는 바와 같이 같은 음식군에서 한 가지 음식물을 다른 것으로 대체할 수 있다.

대체가능 음식

자신이 케일에 관심이 없다고 해도 문제는 없다. 엽록소가 풍부하게 들어 있는 다른 녹색잎 채소류를 사용하면 된다. 다수의 야채류는 칼슘의 공급원이다. 따라서 상추를 통상적으로 좋아한다면 그대로 사용하여도 무방하다. 또한 야채를 혼합하여 사용해도 음식물에 대한 기호는 더욱 높아질 것이다.

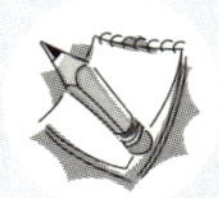

나는 2주 팻플러시 프로그램을 실시한 후 10일만에 체중이 4 kg까지 감소하였다. 이 프로그램을 실시하는데는 아무런 어려움이 없었으며 나 자신만의 다이어트가 되었다. 신체에너지도 양호하다. 나는 매일 지치지 않고 일을 계속한다. 짧은 시간 동안에 프로그램을 이용할 수 있으므로 시간이 절약된다. 1단계를 마쳤을 때 나는 더 이상 음식물을 갈망하지 않게 되었다. 체중감량이 나의 궁극적인 목표는 아니었다. 나는 이 프로그램을 통해서 언제나 활기찬 생활을 하고 있다.

내 친구들은 이 프로그램에 큰 관심을 가지고 시도해 보고자 했다. 물론 친구들에게도 칭찬을 받았다. 그러나 중요한 것은 오랫동안 입을 수 없었던 옷이 내 몸에 맞는다는 것이다. 체중을 유지하는 것이 무엇보다 중요하였다. 체중감량에 실패했을 때 다시 몇 일동안 1단계에 매달렸다. 보람이 있었다.

– 루스 로스타인(Ruth Rothstein)

1주_WEEK 1	
[DAY 1 : 1일 째]	(*로 표시된 음식에 대한 레시피는 10장을 참조할 것)
깨어날 때	롱라이프 칵테일
조식하기 전	레몬주스와 함께 온수 1컵(250 ㎖)
조식	야채 스크램블(시금치, 녹색고추, 쪽파, 파슬리)+달걀 2개+크랜베리 수 1컵(250 ㎖)
오전 중간쯤 간식	큰 자몽 1/2개
중식하기 20분전	크랜베리 수 1컵(250 ㎖)
중식	레몬과 마늘을 곁들인 연어 114 g + 따뜻한 아스파라거스, 브로콜리 플로렛, 오이가 들어 있는 푸성귀 샐러드 + 아마씨유 1큰술 + 크랜베리 수 1컵(250 ㎖)
오후 중간쯤	크랜베리 수 2컵
4시경에 간식	사과 1개
석식하기 20분전	크랜베리 수 1컵
석식	버섯을 곁들인 닭고기 요리 114 g* + 세이보리 스파게티 호박(호박의 살이 국수처럼 풀어진다고 하여 붙여짐. spaghetti squash)* + 아마씨유 1/2 큰 술과 함께 갈아놓은 무, 당근, 양파를 넣은 샐러드
밤중	롱라이프 칵테일

1주_WEEK 1	
[DAY 2 : 2일 째]	(*로 표시된 음식에 대한 레시피는 10장을 참조할 것)
깨어날 때	롱라이프 칵테일
조식하기 전	레몬주스와 함께 온수 1컵(250 ㎖)
조식	라즈베리 스무디*
오전 중간쯤 간식	삶은 계란 1개
중식하기 20분전	크랜베리 수 1컵(250 ㎖)
중식	쇠고기 볶음요리 [푸성귀, 복초이(bok choy), 버섯, 마름과 함께 기름기가 없는 쇠고기 + 육수에 생강 1/2 큰술 및 소량의 카옌를 넣고 살짝 볶은 것 + 오이와 길게 썬 무에 아마씨유 1/2 작은술을 넣은 로메인 샐러드 + 크랜베리 수 1컵(250 ㎖)
오후 중간쯤	크랜베리 수 2컵
4시경에 간식	복숭아승도 1개
석식하기 20분전	크랜베리 수 1컵(250 ㎖)
석식	파슬리 및 딜을 첨가한 참도미 저민 것(114 g), 아마씨유 1/2 큰술과 함께 소량의 완두콩, 노란 호박, 에스케롤을 섞은 메들리
밤중	롱라이프 칵테일

[DAY 3 : 3일 째]	(*로 표시된 음식에 대한 레시피는 10장을 참조할 것)
깨어날 때	롱라이프 칵테일
조식하기 전	레몬주스와 함께 온수 1컵(250 ㎖)
조식	아스파라거스와 버섯을 곁들인 오믈렛[달걀 2개, 소량의 카옌이 첨가된 아스파라거스, 버섯] + 크랜베리 수 1컵(250 ㎖)
오전 중간쯤 간식	큰 자몽 1/2개
중식하기 20분전	크랜베리 수 1컵
중식	구운 닭고기 114g + 삶은 근대 + 아미씨유 1/2 큰술을 넣은 오크라 + 아미씨유 1/2 작은술을 넣어 썰어놓은 레드 캐비지 및 그린 캐비지 + 크랜베리 수 1컵(250 ㎖)
오후 중간쯤	크랜베리 수 2컵
4시경에 간식	배 1개
석식하기 20분전	크랜베리 수 1컵(250 ㎖)
석식	파슬리, 생강과 함께 낮은 염분의 육수에 발라서 구운 가자미 114 g + 마리네이드에 담근 아티초크 샐러드 + 레몬과 함께 삶은 물냉이
밤중	롱라이프 칵테일

1주_WEEK 1	
[DAY 4 : 4일 째]	(*로 표시된 음식에 대한 레시피는 10장을 참조할 것)
깨어날 때	롱라이프 칵테일
조식하기 전	레몬주스와 함께 온수 1잔(250㎖)
조식	블루베리 스무디*
오전 중간쯤 간식	샐러리, 히까마, 당근 조각
중식하기 20분전	크랜베리 수 1컵(250 ㎖)
중식	마늘과 생강을 곁들여 구운 새우 114 g + 아미씨유 1/2 큰술을 첨가하여 삶은 브로콜리 + 사과 사이다 식초를 첨가한 토마토/파슬리/오이 샐러드 + 크랜베리 수 1컵(250 ㎖)
오후 중간쯤	크랜베리 수 2컵
4시경에 간식	큰 버찌 10개
석식하기 20분전	크랜베리 수 1컵(250 ㎖)
석식	양지 스테이크 114 g + 육수를 바른 적색/오랜지색/황색 고추 + 채소 육수에 콜라드 잎을 넣고 아미씨유 1/2 큰술을 첨가하여 살짝 볶은 것
밤중	롱라이프 칵테일
[DAY 5 : 5일 째]	(*로 표시된 음식에 대한 레시피는 10장을 참조할 것)
깨어날 때	롱라이프 칵테일
조식하기 전	레몬주스와 함께 온수 1잔(250 ㎖)
조식	가정용 살사 소스* 1/2 큰술을 달걀 2개에 부어 놓은 것 + 크랜베리 수 1컵(250 ㎖)
오전 중간쯤 간식	큰 자몽 1/2개
중식하기 20분전	크랜베리 수 1컵(250 ㎖)
중식	육수에 가리비(114 g), 쪽파, 다진 생강 및 신선한 파슬리를 넣어 살짝 볶은 것 + 따뜻한 깍지콩 + 아미씨유 1 큰술을 넣은 3가지 색의 샐러드(아루굴라, 꽃상추, 레디치오) + 크랜베리 수 1컵(250 ㎖)
오후 중간쯤	크랜베리 수 2컵
4시경에 간식	복숭아 1개
석식하기 20분전	크랜베리 수 1컵(250 ㎖)
석식	맛있는 미트로프 114 g* + 프라이팬에 버무린 주키니, 케일, 양파 및 토마토 + 갈은 무와 아마씨유 1 큰술을 넣은 새싹 푸성귀 샐러드
밤중	롱라이프 칵테일

1주_WEEK 1	
[DAY 6 : 6일 째]	(*로 표시된 음식에 대한 레시피는 10장을 참조할 것)
깨어날 때	롱라이프 칵테일
조식하기 전	레몬주스와 함께 온수 1잔(250 ㎖)
조식	딸기 스무디*
오전 중간쯤 간식	삶은 계란 1개
중식하기 20분전	크랜베리 수 1컵(250 ㎖)
중식	양파 및 피망을 곁들어 구운 햄버거 114g + 썬 당근과 오이에 아미씨유 1 큰술을 넣어 버무린 샐러드 + 크랜베리 수 1컵(250 ㎖)
오후 중간쯤	크랜베리 수 2컵
4시경에 간식	매실 2개
석식하기 20분전	크랜베리 수 1컵(250 ㎖)
석식	가지 딜라이트* + 노란 호박, 마름, 아스파라거스를 삶은 것 + 육수에 푸성귀와 마늘을 넣고 살짝 볶은 것
밤중	롱라이프 칵테일

[DAY 7 : 7일 째]	(*로 표시된 음식에 대한 레시피는 10장을 참조할 것)
깨어날 때	롱라이프 칵테일
조식하기 전	레몬주스와 함께 온수 1잔(250 ㎖)
조식	빨간 고추, 피망, 양파를 곁들인 스크램블드에그 2개 + 크랜베리 수 1컵(250 ㎖)
오전 중간쯤 간식	복숭아 승도 1개
중식하기 20분전	크랜베리 수 1컵(250 ㎖)
중식	아미씨유 1 큰술을 첨가한 푸성귀 위에 참치 114g, 깍지콩, 오이, 토마토를 올려 놓은 것 + 콜리플라워, 싹눈양배추를 삶은 것 + 크랜베리 수 1컵(250 ㎖)
오후 중간쯤	크랜베리 수 2컵
4시경에 간식	큰 버찌 10개
석식하기 20분전	크랜베리 수 1컵(250 ㎖)
석식	레몬주스, 마른 겨자, 마늘에 마리네이트하여 구운 양갈비 114 g + 삶은 아티초크 + 강한 풍미를 가진 코울슬로* + 아미씨유 1 큰술
밤중	롱라이프 칵테일

2주_WEEK 2	
[DAY 1 : 1일 째]	(*로 표시된 음식에 대한 레시피는 10장을 참조할 것)
깨어날 때	롱라이프 칵테일
조식하기 전	레몬주스와 함께 온수 1잔(250 ㎖)
조식	블랙베리 스무디*
오전 중간쯤 간식	삶은 계란 1개
중식하기 20분전	크랜베리 수 1컵(250 ㎖)
중식	그릴에 구운 닭고기 114 g + 아미씨유 1 큰술이 첨가된 브로콜리, 당근, 콜리플라워에 파슬리 및 레몬을 첨가하여 삶은 메들리 + 크랜베리 수 1컵(250 ㎖)
오후 중간쯤	크랜베리 수 2컵
4시경에 간식	복숭아 승도 1개
석식하기 20분전	크랜베리 수 1컵(250 ㎖)
석식	생선(114 g) 샐러드* + 사과 사이다 식초 1 큰술를 첨가한 따뜻한 아스파라거스
밤중	롱라이프 칵테일
[DAY 2 : 2일 째]	(*로 표시된 음식에 대한 레시피는 10장을 참조할 것)
깨어날 때	롱라이프 칵테일
조식하기 전	레몬주스와 함께 온수 1잔(250 ㎖)
조식	실란트로, 토마토 및 소량의 커민과 첨가한 스크램블드에그 2개 + 크랜베리 수 1컵(250 ㎖)
오전 중간쯤 간식	배 1개
중식하기 20분전	크랜베리 수 1컵(250 ㎖)
중식	양파를 곁들인 등심 114 g + 시금치 샐러드(자주개자리 새싹, 빨간 고추, 아마씨유 1 큰술, 레몬주스) + 크랜베리 수 1컵(250 ㎖)
오후 중간쯤	크랜베리 수 2컵
4시경에 간식	큰 버찌 10개
석식하기 20분전	크랜베리 수 1컵(250 ㎖)
석식	새우 크레올 114g* + 아미씨유 1 큰술을 첨가하여 삶은 케일
밤중	롱라이프 칵테일

2주_WEEK 2	
[DAY 3 : 3일 째]	(*로 표시된 음식에 대한 레시피는 10장을 참조할 것)
깨어날 때	롱라이프 칵테일
조식하기 전	레몬주스와 함께 온수 1잔(250 ㎖)
조식	복숭아 스무디*
오전 중간쯤 간식	삶은 계란 1개
중식하기 20분전	크랜베리 수 1컵(250㎖)
중식	육수에 참치 스테이크 114 g을 넣어 석쇠에 구운 것 + 산뜻한 샐러드 드레싱* 1 큰술과 함께 썰어 놓은 파슬리, 토마토, 쪽파, 크랜베리 수 1컵(250 ㎖)
오후 중간쯤	크랜베리 수 2컵
4시경에 간식	사과 1개
석식하기 20분전	크랜베리 수 1컵(250 ㎖)
석식	양배추를 곁들인 치킨 스프림(114 g)* + 볶은 콜라드 잎 + 채소 육수에 마늘이 첨가된 당근 1개
밤중	롱라이프 칵테일
[DAY 4 : 4일 째]	(*로 표시된 음식에 대한 레시피는 10장을 참조할 것)
깨어날 때	롱라이프 칵테일
조식하기 전	레몬주스와 함께 온수 1잔(250 ㎖)
조식	버섯, 샐러리, 쪽파, 소량의 카옌을 곁들인 스크램블에그 2개 + 크랜베리 수 1컵(250 ㎖)
오전 중간쯤 간식	큰 자몽 1/2개
중식하기 20분전	크랜베리 수 1컵((250 ㎖)
중식	소량의 고수(코리앤더)와 함께 석수에 구운 콩요리 템페(114 g) + 녹두새싹, 당근 1개, 길게 썬 오이조각과 함께 신선한 무, 물냉이를 곁들인 샐러드 + 아마씨유 1 큰술 + 크랜베리 수 1컵(250 ㎖)
오후 중간쯤	크랜베리 수 2컵
4시경 간식	큰 딸기 6개
석식하기 20분전	크랜베리 수 1컵(250 ㎖)
석식	생강 맛을 낸 새우(114 g) 및 깍지완두 수프 + 아마씨유 1 큰술을 넣어 삶은 노란 호박+계피 1/2 작은술
밤중	롱라이프 칵테일

2주_WEEK 2	
[DAY 5 : 5일 째]	(*로 표시된 음식에 대한 레시피는 10장을 참조할 것)
깨어날 때	롱라이프 칵테일
조식하기 전	레몬주스와 함께 온수 1잔(250 ㎖)
조식	라즈베리 스무디*
오전 중간쯤 간식	삶은 계란 1개, 브로콜리 및 콜리플라워 통꽃
중식하기 20분전	크랜베리 수 1컵(250 ㎖)
중식	꽃상추 위에 네모나게 썬 양파 1/2컵과 프라이팬에 구운 갈은 쇠고기(114 g)를 놓고 가정용 살사 소스* 2 큰술을 친 것 + 크랜베리 수 1컵(250 ㎖)
오후 중간쯤	크랜베리 수 2컵
4시경에 간식	복숭아 1개
석식하기 20분전	크랜베리 수 1컵(250 ㎖)
석식	살짝 볶은 가리비(114 g; 커민 포함)* + 볶은 야채 메들리* + 아마씨유 1 큰술을 넣어 삶은 케일
밤중	롱라이프 칵테일
[DAY 6 : 6일 째]	(*로 표시된 음식에 대한 레시피는 10장을 참조할 것)
깨어날 때	롱라이프 칵테일
조식하기 전	레몬주스와 함께 온수 1잔(250 ㎖)
조식	시금치 – 딜 오믈렛(달걀 2개, 시금치, 신선한 딜) + 크랜베리 수 1컵(250 ㎖)
오전 중간쯤 간식	자몽 1/2개
중식하기 20분전	크랜베리 수 1컵(250 ㎖)
중식	각종 허브를 곁들여 구운 버펄로 버거 또는 치킨 커플릿(114 g) + 아마씨유 1 큰술을 넣어 삶은 브로콜리, 주키니, 오크라 + 크랜베리 수 1컵(250 ㎖)
오후 중간쯤	크랜베리 수 2컵
4시경에 간식	사과 1개
석식하기 20분전	크랜베리 수 1컵(250 ㎖)
석식	육수에 넙치(114 g), 딜, 마늘, 레몬을 넣고 석쇠에 구운 것 + 계란 수프* 및 육수에 볶은 채소류 + 아마씨유 1 큰술
밤중	롱라이프 칵테일

2주_WEEK 2	
[DAY 7 : 7일 째]	(*로 표시된 음식에 대한 레시피는 10장을 참조할 것)
깨어날 때	롱라이프 칵테일
조식하기 전	레몬주스와 함께 온수 1잔(250 ㎖)
조식	딸기 스무디*
오전 중간쯤 간식	자몽 1개
중식하기 20분전	크랜베리 수 1컵(250 ㎖)
중식	따뜻한 칠면조 및 시금치 샐러드* + 히카마 1/2 컵을 넣어 삶은 깍지콩 + 크랜베리 수 1컵(250 ㎖)
오후 중간쯤	크랜베리 수 2컵
4시경에 간식	오이 조각을 곁들인 삶은 계란 1개
석식하기 20분전	크랜베리 수 1컵(250 ㎖)
석식	계피 1 작은술과 소량의 마른 겨자를 곁들여 석쇠에 구운 양고기 114g + 육수에 넣어 살짝 튀긴 케일 + 정향을 넣어 구운 호박+아마씨유 1 큰술
밤중	롱라이프 칵테일

5

CHAPTER

2단계 : 팻플러시 프로그램 중간단계

Phase 2: Ongoing Fat Flush

5

2단계 : 팻플러시 프로그램 중간단계

오늘 우리에게
수은이나 납이 들어 있지 않은
일용할 빵을 주옵소서.

진심으로 축하한다! 여러분은 팻플러시 프로그램에서 가장 어려운 단계를 통과하였다. 이제 다음 단계에 도전할 시간이다. 체중은 계속 감소되고 지방은 계속 배출되겠지만 그 속도는 다소 완만하게 나타난다. 체중감소를 지속하기 위해서는 몇 가지 변화가 필요하다.

첫 번째로, 크랜베리 수를 순수한 샘물이나 정화된 물병으로 대체하는 것이다. 물은 가장 천연적이고 부드러운 세척제이므로 롱라이프 칵테일의 물과 함께 섭취하는 6잔의 물과 온수-레몬주스 혼합물은 신장이 지속적으로 여과작용을 하는데 도움을 준다. 이처럼 간은 신장의 기능에 의존하지 않고 자신의 노폐물을 대사할 수 있다. 이제까지 언급한 바와 같이, 저장된 지방을 에너지로 대사시키는 것은 간의 가장 중요한 기능이다. 충분한 물이 존재하는 경우 간은 저장된 지방을 대사적으로 제거하여 체중을 감소시키게 된다.

그러나 걱정할 필요는 없다. 1단계에서 무설탕 크랜베리 수를 아직까지 마시고 있다면 셀룰라이트를 제거하는데 도움이 된다. 이때 무설탕 크랜베리 수와 롱라이프 칵테일의 물과의 비율은 50:50이 되어야 한다. 2단계에서 롱라이프 칵테일은 1일 2회 마시게 된다(깨어날 때와 취침하기 전에).

여러분이 좋아하는 변화가 기다리고 있다. 즉 다이어트에서 한 가지 이상의 '친화적 탄수화물 음식'을 추가하는 것이다. 즉, 빵을 먹게 되는 것이다! 주요 쇼핑 리스트(9장)에서 내가 권고하는 것은 2~3개의 빵이다. 첫 번째 빵은 밀이나 효모가 들어 있지 않은 스펠트빵spelt bread으로 새싹 곡물 및 콩으로 만든 것이다. 새싹(기장, 보리 및 대두 등의 곡물 및 콩에서 유래)은 생화학적 성분을 포함하지 않는다. 이와 같은 빵에도 곡물밀가루(스펠트 밀가루)가 있으며 스펠트는 밀과 관련이 있으나 글루텐의 함유량은 적다. 따라서, 밀에 감수성이 있는 개개인은 스펠트빵에 내성이 우수하다. 이 새싹 빵은 탄수화물을 포함하고 있으나 알레르기 생성물질이 중화되고 있다는 사실에서 이를 섭취하는 사람들은 체중이 증가되지 않고 스펠트빵 한 조각을 처리할 수 있다. 그러므로 친화적 탄수화물 음식을 잘 씹어 맛을 음미할 수 있기를 바란다. 이러한 빵에는 아마, 호박 및 해바라기 씨가 들어 있어 프로그램의 참가자들이 가장 갈망하는 아삭아삭한 맛을 느낄 수 있다.

또 다른 선택으로 성서에 나오는 에스겔 4장 9절에서 나오는 빵이다. 라이너 베이커리는 이 귀절에 근거하여 이 빵을 처음으로 만들었다고 한다. 이 빵은 새싹이 처음 돋아나는 유기농 곡물과 콩만을 사용하고 있다. 발아과정에서 각종 미네랄 성분인 철, 칼슘, 마그네슘 및 칼륨 뿐만 아니라 비타민 A, B의 함량이 증가된다. 오랜 발아과정을 거친 재료를 사용한 빵은 인체가 탄수화물이나 단백질을 분해하고 소화하여 이를 대사시키는 것을 도와준다.

팻플러시 프로그램의 참가자들은 이와 같이 새로운 친화적 탄수화물 음식의 섭취시기와 방법을 결정해야 한다. 프로그램에 참가한 수천 명의 사람들을 대상으로 얻은 경험에 비추어 볼 때, 가장 이상적인 것은 하루 중 어느 때 단지 하나의 친화적 탄수화물 음식(아침에 토스트 1조각)을 다시 다이어트에 추가하여 개인의 일지에서 체중을 체크하는 것이다. 이렇게 하여 새싹 곡물 토스트 1조각의 섭취와 관련된 부작용(예: 가스, 배의 불쾌감, 섭취 후에 졸음 또는 두통)을 정확하게 관찰할 수 있다.

이어 2주째에 신체반응을 확인하면서 또 다른 친화적 탄수화물 음식물을 추가한다. 나는 이 같은 탄수화물 음식물이 인슐린 반응을 저하시키거나 체중을 증가시키지 않는다고 확신한다. 또한 이들 친화적 탄수화물 음식물은 혈당에 대한 음식물의 효과를 측정하는 혈당지수상에서도 낮은 비율을 나타내고 있다.

프로그램을 실시하는 2주째에 다음과 같은 친화적 탄수화물 음식물을 점진적으로 다시 섭취할 것을 권한다. 처음엔 이들 음식물의 섭취량은 신체반응을 일지에 기록하면서 1/4컵으로 시작하는 것이 바람직하다. 친화적 탄수화물 음식을 섭취하면서 부작용이 관찰되거나 체중이 증가하면 즉시 특정 탄수화물 음식을 섭취하지 않도록 한다. 선택이 가능한 특정 친화적 탄수화물 음식물은 고구마, 완두콩, 요리된 당근, 호박 등 이다.

나는 약 45일 동안 팻플러시 다이어트 프로그램에 참가하였다. 이제 새로운 사람이 된 것 같다. 에너지가 샘솟고 복부불쾌감이나 피로 등의 증상이 모두 사라졌다. 이전에 비해 기분도 무척 안정되었다. 밀을 먹지 않고 지낼 수 있다는 것이 프로그램에서 얻은 가장 큰 수확이다.

– 린(Lynne)

팻플러시 중간단계의 1일 준수사항

기름

1일 섭취량 : 1일 2회, 아마씨유 1 큰술

기름기가 적은 단백질

1일 섭취량 : 매일 226 g 정도

공급원 : 각종 생선, 해산물, 기름기가 적은 쇠고기, 송아지고기, 새끼 양의 고기, 껍질이 없는 칠면조 고기 또는 닭고기, 유청. 가능하면 유기농 또는 초원에서 사육한 고기를 섭취한다. 한끼 분의 식사 시에 약 20 g의 단백질과 함께 유당이 들어 있지 않은 고단백질의 유청파

우더를 선택하며 탄수화물 음식은 피한다. 두부나 템페(콩발효식품)를 매주 2회 섭취한다.

목적 : 단백질은 체내대사를 25 %까지 증가시키고 간의 해독효소를 활성화시킨다.

달걀

1일 섭취량 : 매일 2개

목적 : 달걀에는 오메가-3 지방산이 풍부하게 들어 있어 맛이 좋을 뿐만 아니라 눈이나 뇌의 건강을 지키는데 효과적인 항산화제(예 : 루테인과 제아크산틴, 콜레스테롤을 분해하는 포스파티딜콜린) 및 간의 정화 과정을 보조하는 유황 등이 함유되어 있다.

각종 채소류

1일 섭취량 : 날것이나 조리한 것을 무제한 섭취(별도의 지시가 없는 한).

공급원 : 아스파라거스, 깍지콩, 브로콜리, 싹눈양배추, 양배추, 콜리플라워, 배추, 당근, 오이, 다이콩, 가지, 시금치, 에스캐롤, 순무 그린, 케일, 겨자 그린, 상추 로메인, 아루굴라, 레디치오, 엔다이브, 파슬리, 양파, 차이브, 녹색 및 적색의 피망, 히까마, 버섯, 올리브(3개), 무, 녹두 새싹, 오크라, 자주개자리 새싹, 토마토, 물냉이, 적색 또는 녹색의 잎상치, 주키니, 노란 호박, 마름, 죽순, 마늘 등.

목적 : 섬유질이 많고 다채로운 색상의 식물영양소가 풍부하게 들어 있는 채소류는 간을 깨끗하게 하고 카로티노이드carotenoid 계열의 성

분을 제공하고 있다.

친화적 탄수화물 음식물

1일 섭취량 : 소량으로 시작하고(반끼 정도) 이어 전분이 들어있는 각종 채소류와 함께 아래와 같이 점진적으로 그 양을 증가시킨다.

2단계 1주째 : 매일 한끼의 식사

2단계 2주째 : 매일 2끼의 식사

공급원 : 새싹 곡물 토스트 1조각, 작은 고구마 1조각, 완두콩 1/2컵, 요리된 당근 1/2컵 및 호박 1/2컵

각종 과일류

1일 섭취량 : 매일 2개

공급원 : 작은 크기의 사과(1개), 자몽(반개), 작은 크기의 오렌지(1개), 중간 크기의 매실(2개), 큰 크기의 딸기(6개), 큰 크기의 버찌(10개), 복숭아 승도(1개), 배(1개), 1컵의 베리(블루베리, 블랙베리, 라즈베리) 등.

목적 : 자연의 천연 청정제는 각종 효소와 미네랄(예: 칼륨)의 함량이 높으며 혈당지수가 낮다.

수분

1일 섭취량 : 매일 6잔의 이상을 마셔 총 수분량이 1일 1.5리터가 되도록 한다.

롱라이프 칵테일

1일 섭취량 : 1일 2회(깨어날 때와 취침전)

목적 : 인체의 호르몬 균형을 유지하기 위하여

조제방법(단계별로 새로운 레시피 참조) : 250*ml*의 무설탕 크랜베리 수에 차전자피 분말 1큰술이나 아마씨 1큰술을 첨가한다.

허브와 향신료

1일 섭취량 : 맛을 보는 정도

공급원 : 카옌, 마른 겨자, 시나몬, 생강, 딜, 마늘, 아니스, 회향, 정향, 월계수의 잎, 코리앤더, 파슬리, 실란트로, 사과 사이다 식초 및 커민

목적 : 대사 촉진물질

기타

아침에 유기농 커피 1잔

감미료

1일 섭취량 : 스테비아 플러스

1일 다이어트 이외의 사용되는 물질

조식 전 : 신장과 간의 기능을 보호하기 위해 레몬주스 1/2잔과 함께 온수 1잔(200 *ml*)을 마신다.

조식 및 중식 : 지방을 연소시키는 감마리놀렌산GLA 이 풍부하게 들

어있는 보조성분을 섭취한다.

공급원 : 캅셀당 90 mg의 GLA가 함유된 보조물질(1일 2회, 2캅셀), 캅셀당 45 mg의 GLA가 함유된 500 mg 캅셀의 달맞이꽃 오일(1일 2회 4캅셀)을 복용한다.

매일 섭취할 수 있는 것 : 적절한 양의 종합비타민이나 미네랄 보조성분 섭취와 함께, 민들레 뿌리 및 큰엉겅퀴 성분의 간기능 보조제와 크롬과 같은 혈당안정 성분, 지방대사를 돕는 L-카르니틴, 메티오닌, 콜린, 이노시톨, 리파아제, 레시틴이 해당된다.

2단계에서는 1단계의 음식물을 근간으로 하여 이를 2단계의 음식물로 확대 적용한다(9장 팻플러시 프로그램의 쇼핑리스트 참조). 계속 진행 중인 팻플러시 프로그램에서 조식과 중식을 '업그레이드' 하는 간단한 방법을 아래에 소개한다. 또한 중식메뉴는 1단계를 참조하여 설정할 수 있다.

2단계의 기본 조식메뉴

과일 스무디

기본적인 팻플러시 조식메뉴로서 전분을 주식으로 한다. 대체음식이나 과일을 일정한 비율로 혼합할 수 있다.

레시피에서 요구하는 아마씨유 1 큰술 대신에 그 양을 1/2 큰술로 하고 나머지 1/2 큰술은 새싹 곡물 토스트에 첨가한다. 조식메뉴는 다음과 같이 한다.

- 블루베리 스무디
- 아마씨유 1/2 큰술과 소량의 계피를 첨가한 새싹 전곡류 토스트 1조각
- 각종 채소와 함께 요리한 스크램블 에그
- 아마씨유 1/2 큰술을 첨가한 새싹 전곡류 토스트 1조각

요령 중식과 석식에 사용하는 아마씨유의 양을 절반으로 나누어 사용한다.

2단계의 기본 중식메뉴

- 114 g의 연어구이
- 오이, 토마토 및 레몬주스를 곁들인 잎이 많은 그린 샐러드
- 소량의 생강 및 아마씨유 1/2 큰술을 첨가한 당근, 완두콩, 감자 또는 호박 1/2컵

자신의 체중이 계속 감소하고 있다고 생각되면 매주 다양한 종류의 친화적 탄수화물 음식 1/4컵을 다시 추가한다.

6

CHAPTER

3단계 : 라이프스타일 식생활 계획

Phase 3: Lifestyle Eating Plan

6

3단계 : 라이프스타일 식생활 계획

음식물을 소화시키는 것은
건강을 위해 필요하며,
건강은 생명을 위해 존재한다.

– G.K. 체스테르톤

축하한다. 여러분은 이제 팻플러시 프로그램의 라이프스타일 식생활 계획을 마치게 될 것이다. 이것은 곧 이전의 식습관을 극복하고, 체중이 안정화되고 실제 생활의 각종 어려움을 슬기롭게 극복할 수 있다는 것을 의미한다. 아무쪼록 일지를 쓰는 경험을 통해서 감정적인 식습관 패턴을 극복할 수 있기를 바란다. 우리들이 위안을 주는 음식을 원할 때 탄수화물음식(예: 빵, 파스타, 으깬 감자, 단 것)을 찾는 것은 흥미로운 일이다.

팻플러시 프로그램의 초기 단계에 소개된 기본적인 원칙들은 3단계에서도 상당부분 적용된다. 이 단계에서는 자신만의 일지쓰기에서 음식물을 선택하는 일을 계속하는데 중요한 시기가 될 것이다. 또한 새로운 음식물에 대한 갈망을 없애고 체중을 감량하는데 도움이 될 것이다.

3단계에서는 기름과 과일의 유형에서 선택폭이 보다 넓어지게 되지만 특히 추가된 항목으로는 낙농제품과 '친화적인 탄수화물 음식'을 들 수 있다. 검은 쌀, 콩, 구운 감자 및 옥수수 등과 같은 탄수화물은 2단계에서도 제시된 것이다.

3단계의 1주째에는 단지 한 개의 낙농제품을 추가하고 1주 동안 매일 섭취하도록 권한다. 자신의 일지에서 기록된 신체반응을 체크한다. 부종, 체중증가, 가스 또는 가래 등과 같이 낙농제품의 불내증cow milk intolerance이 발생하거나 목에 이물질이 있는 것 같다면 해당 낙농제품을 즉각 메뉴에서 삭제하도록 한다. 이러한 증상이 나타나지 않는다면 매일 두 끼분의 식사까지 치즈를 먹도록 한다.

3단계의 2주째에는 새롭게 제시된 친화적인 탄수화물 음식을 현재 섭취하고 있는 탄수화물 음식으로 대체한다. 또한 신체반응도 체크한다. 체중만 허락한다면 매일 4끼의 식사까지 친화적인 탄수화물 음식을 선택할 수 있다.

또한 3단계에서 중요한 면으로는 서로 다른 음식을 혼합한 것이다. 이는 스승인 파셀스 박사로부터 터득한 팻플러시 프로그램에서 서로 다른 음식과의 혼합 가이드라인을 통합한 것이다. 나는 수천명의 고객과의 면담 경험을 토대로 이 가이드라인을 좀 더 구체적으로 개발하였다.

파셀스 박사는 그의 보고서에서 각종 음식물을 정확하게 혼합하는 경우 칼로리 함량에 관계없이 체중은 증가하지 않으며 가스, 배의 불쾌감, 설사 및 변비 등은 완화되었다고 밝히고 있다.

각종 음식물 혼합 섭취의 가이드라인

- ✓ 한끼 식사에 한 종류의 단백질 : 이 메뉴는 2개 이상의 단백질 혼합을 배제한 것이다. 쇠고기, 생선, 가금류, 해산물 또는 두부와 같은 단백질 식품을 각각 섭취한다. 한끼 식사에 새우와 가리비, 스테이크와 바닷가재 등의 혼합물을 섭취하지 않는다. 이를 섭취하는 경우 소화도 되지 않고 독성물질이 나타날 수 있다.
- ✓ 달걀은 단백질의 선택원칙에서 예외이다 : 달걀은 중성식품으로 단백질식품에 추가할 수 있다. 달걀은 낙농제품과 특히 잘 어울리는 식품이며 콩요리에서 단백질의 가치를 부가시킨다. 달걀은 곡물빵과 혼합할 수 있다.
- ✓ 콩은 전분과 단백질 식품으로 간주되며 낙농제품과 채소류와 잘 어울리지만 고기, 생선 또는 닭고기와는 맞지 않는 식품이다.
- ✓ 생선, 가금류 및 쇠고기 등의 단백질은 글루텐이 풍부하게 들어있는 곡류 전분류(예: 밀, 호밀, 귀리, 보리 등)와 조화를 이루지 않는다. 그 예로 햄버거에 쓰이는 번(bun, 둥근 빵)이 이에 해당한다. 단백질 식품은 한 끼의 식사에 녹색의 잎이 들어 있는 샐러드가 있는 경우 구운 감자, 고구마, 옥수수 또는 완두콩 등의 친화적인 탄수화물 음식과 잘 어울린다.
- ✓ 각종 야채류와 과일은 함께 섭취하지 않는다.
- ✓ 우유와 고기(예 : 1잔의 우유 및 스테이크)는 같이 먹지 않는 것이 좋다. 그러나 버터, 크림 및 신 크림 등의 낙농지방은 지방으로 간주되어 기타 단백질 식품(예: 쇠고기)과 어울린다.

- ✓ 아마씨유는 그 자체의 독특한 대사성분으로 인하여 낙농제품, 친화적 탄수화물 음식 및 야채류와 어울리는 식품이다.
- ✓ 음식물을 삼키기 전에 물을 마시지 않는다 : 물은 소화 등의 각종 대사과정에서 요구되고 있으나 다량의 물이 음식물과 함께 섞어 있으면 침샘의 작용이 약화된다. 극히 뜨겁거나 찬 물은 위산의 분비를 저하시켜 소화계의 기능에 적신호를 준다.

라이프스타일 식생활 준수사항

기름

1일 섭취량 : 요리를 위해 올리브 오일과 함께 1일 2회 1 큰술

공급원 : 매일 적어도 고함량의 리그난이 들어 있는 아미씨유 1 큰술, 올리브 오일, 참기름 또는 쌀겨유 1 큰술. 쌀겨유는 1 큰술당 42.5 mg의 항산제가 들어 있으므로 모든 조리용 오일 중에 가장 높은 조리 온도를 나타낸다.

보너스 식품 : 배고픔이 계속되면 소량의 아몬드, 호두 또는 마카다미아, 각종 씨 2~3 큰술(예: 호박, 해바라기 또는 참깨), 아보카도 반쪽 또는 나무열매 기름으로 만든 버터를 섭취한다. 또한 버터 1조각, 크림치즈, 마요네스 1 큰술도 이 범주에 포함된다.

기름기가 적은 단백질

1일 섭취량 : 매일 226 g 정도

공급원 : 생선, 해산물, 기름기가 적은 쇠고기, 송아지고기, 새끼 양고기, 껍질이 없는 칠면조 고기 또는 닭고기, 유청. 가능하면 유기농 또는 초원에서 사육한 고기를 섭취한다. 한끼 분의 식사 시에 약 20 g의 단백질과 함께 유당이 들어 있지 않은 고단백질의 유청파우더를 선택하며 탄수화물 음식은 피한다. 두부나 템페(콩발효식품)를 매주 2회 섭취한다.

목적 : 단백질은 체내대사를 25 %까지 증가시키고 간의 해독효소를 활성화시킨다.

달걀

1일 섭취량 : 매일 2개

목적 : 달걀에는 오메가-3 지방산이 풍부하게 들어 있어 맛이 좋을 뿐만 아니라 눈이나 뇌의 건강을 지키는데 효과적인 항산화제(예 : 루테인과 제아크산틴), 콜레스테롤을 분해하는 포스파티딜콜린 및 간의 정화과정을 보조하는 유황 등이 함유되어 있다.

각종 채소류

1일 섭취량 : 날것이나 조리한 것 무제한 섭취(별도의 지시가 없는 한).

공급원 : 아스파라거스, 깍지콩, 브로콜리, 싹눈양배추, 양배추, 콜리플라워, 배추, 당근, 오이, 다이콩, 가지, 시금치, 에스캐롤, 순무 그린, 케일, 겨자 그린, 상추 로메인, 아루굴라, 레디치오, 엔다이브, 파슬리, 양파, 차이브, 녹색 및 적색의 피망, 히까마, 버섯, 올리브, 무, 녹두 새싹, 오크라, 자주개자리 새싹, 토마토, 물냉이, 적색 또는 녹색

의 잎상치, 주키니, 노란 호박, 마름, 죽순, 마늘 등.

목적 : 섬유질이 많고 다채로운 색상의 식물영양소가 풍부하게 들어있는 채소류는 간을 깨끗하게 하고 카로티노이드 계열의 성분을 제공하고 있다.

친화적 탄수화물 음식물

1일 섭취량 : 소량으로 시작하고(반끼 정도) 이어 전분이 들어있는 각종 채소류와 함께 아래와 같이 점진적으로 그 양을 증가시킨다.

2단계 1주째 : 매일 한끼의 식사

2단계 2주째 : 매일 2끼의 식사

공급원 : 새싹 곡물 토스트 1조각, 작은 고구마 1조각, 완두콩 1/2컵, 요리된 당근 1/2컵 및 버터호두 또는 호박 1/2컵

각종 과일류

1일 섭취량 : 매일 2개

공급원 : 작은 크기의 사과(1개), 자몽(반개), 작은 크기의 오렌지(1개), 중간 크기의 매실(2개), 큰 크기의 딸기(6개), 큰 크기의 버찌(10개), 복숭아 승도(1개), 배(1개), 1컵의 베리(블루베리, 블랙베리, 라즈베리) 등.

목적 : 자연의 천연 청정제는 각종 효소와 미네랄(예: 칼륨)의 함량이 높으며 혈당지수가 낮다.

낙농 제품

1일 섭취량 : 매일 두 끼의 식사까지

공급원 : 28 g의 경질 치즈, 저지방의 커티지 또는 리코타 치즈 1컵 또는 무지방이나 저지방의 플레인 요구르트 1컵

친화적 탄수화물 음식

1일 섭취량 : 매일 4끼의 식사 이상까지

3단계 1주째 : 신체의 반응을 체크하기 위하여 새로운 친화적 탄수화물 음식을 2단계의 탄수화물 음식으로 대체하며 한 끼의 새로운 식사도 추가하지 않는다.

3단계 2주째 : 한 끼의 식사를 추가하여 신체의 반응을 체크하면서 총 3끼의 식사를 한다.

3단계 3주째 : 한 끼의 식사를 추가하여 신체의 반응을 체크하면서 총 4끼의 식사를 한다.

공급원 : 새싹 곡물빵 1조각, 옥수수 또띠아 1개 또는 소량의 블루 콘 칩, 완두콩 1/2컵, 요리된 당근 1/2컵, 작은 고구마 1개, 도토리 또는 버터호두 스쿼시 1/2컵, 옥수수속 1개, 작은 감자구이 1컵 또는 빨간 감자 1/2컵, 병아리콩 1/2컵, 얼룩무늬 콩, 까만 콩 또는 까치콩, 갈색 빵 1/2컵 또는 미정백 파스타, 소량의 크랙커, 팝콘 3컵

요령 배의 불쾌감, 가스 또는 체중증가가 관찰되면 새로운 탄수화물 음식을 추가하지 않고 이전 주의 다이어트를 실시한다. 증상이 완화된 경우 다시 다른 탄수화물 음식 1/4컵(또는 기타 용량의 증가)을 다시 추가하여 몸이 이를 허용하는 수준으로 한다.

수분

1일 섭취량 : 매일 6잔 이상을 마셔 총 수분량이 1일 1.5리터가 되도

록 한다.

음료

카페인이 들어 있지 않은 허브차, 민들레 뿌리차 또는 루이보스차 등을 마신다.

롱라이프 칵테일

1일 섭취량 : 1일 1회(깨어날 때와 취침 전)

조제방법 : 140 *ml*의 무가당 크랜베리 수에 차전자피psyllium husk 분말 1술이나 완전히 갈은 아마씨 1 큰술을 혼합하고 140 *ml*의 물로 희석시킨다.

목적 : 인체의 호르몬 균형을 유지하기 위하여

허브와 향신료

1일 섭취량 : 맛을 보는 정도

공급원 : 카옌, 마른 겨자, 시나몬, 생강, 딜, 마늘, 아니스, 회향, 정향, 월계수의 잎, 코리앤더, 파슬리, 실란트로, 사과 사이다 식초 및 커민

목적 : 대사 촉진

감미료

스테비아 플러스

소금

1일 섭취량 : 매일 1 큰술 이하 또는 500~200 mg(2,000 mg의 나트륨에 해당하는 1 큰술). 3단계 라이프스타일 섭식에서 칼륨이나 마그네슘 등의 필수 미네랄이 들어 있는 저나트륨인 소금을 사용하는 것이 바람직하다. 대체소금(Cardia 소금)은 일반 소금과 비교하여 1/4 큰 술당 590 mg에서 269 mg까지 적게 사용하여 염분 사용을 54 %까지 낮출 수 있다.

1일 다이어트: 이외의 사용되는 물질

조식 전 : 레몬주스 1/2잔과 함께 온수 1잔(250 *ml*)을 마신다.

식사하기 전 : 지방감소를 유지하기 위하여 1일 3회, 1,000 mg의 공액리놀레산CLA 캅셀을 복용한다. 2장에 언급한 바와 같이, CLA는 체내의 지방축적을 감소시킬 뿐만 아니라 에너지를 위해 저장된 지방의 사용을 촉진한다.

매일 섭취할 수 있는 것 :

· 1단계 및 2단계와 마찬가지로 조식과 석식에 지방을 연소시키는 감마리놀렌산GLA이 풍부하게 들어있는 보조성분을 매일 총 360~400 mg까지 섭취한다. 캅셀당 90 mg의 GLA가 함유된 보조물질(1일 2회, 2캅셀), 캅셀당 45~50 mg의 GLA가 함유된 500 mg 캅셀의 달맞이꽃 오일(1일 2회 4캅셀) 또는 캅셀당 200 mg의 GLA가 함유된 보라지 오일(1일 2회 1캅셀) 1,000 mg을 복용한다.

· 광범위한 식사조절과 함께 혈당의 안정, 지방대사 및 간기능 보호에 도움을 주는 체중감소 처방과 관련된 적절한 양의 종합비

타민이나 미네랄 보조성분을 섭취한다. 크롬, L-카르니틴, 메티오닌, 콜린, 이노시톨, 리파아제, 레시틴 및 민들레 뿌리 및 큰엉겅퀴 등의 허브류가 포함된다.

> 나는 체지방배출 프로그램을 실시한 이후 5.9 kg의 체중을 감량하였다. 크게 감소하지는 않았으나 내 모습은 이전과는 몰라보게 달라졌다. 내 목표는 또 2.7 kg을 감량하는 것이다. 폐경에 도달할 때까지 내 체중은 불어나지 않을 것이다.
>
> – 멕 피시그룬트(Meg Fischgrund)

라이프스타일 식생활 계획

2주 팻플러시 프로그램을 통해서 새로운 음식물을 일상생활에 추가하는 방법을 설명한다. 매주 새로운 한 가지 음식물을 사용하는 것이 다양하고 창조적인 메뉴개발을 위해 바람직하지만 이 샘플 메뉴는 2가지의 낙농제품과 단지 2가지의 친화적 탄수화물 음식만을 소개하고 있다. 그러나 궁극적으로 체중이 허용하는 한 매일 4가지의 친화적 탄수화물 음식물을 추가할 수 있다. 프로그램에 참가한 대다수의 고객들은 3단계 프로그램을 소화하면서 낙농제품이나 친화적 탄수화물 음식에 대하여 별다른 부작용을 경험하지 않았다. 추가할 수 있는 음식물은 전량으로 표시하였으나 절반 용량부터 시작하여 전량을 섭취할 수 있다. 이 메뉴에 올리브 오일이나 참기름 등의 사용법이 명시되지 않은 경우 1단계 및 2단계에서 소개한 야채음식(특히 케일, 콜라드 및 벅 초이)과 관련된 채소, 닭고기 및 쇠고기 즙을 사용한다. 또한 적절한 수분을 섭취하고 있는 경우 식사와 함께 박하 또는 회향 등의 허브차 1잔을 즐길 수도 있다.

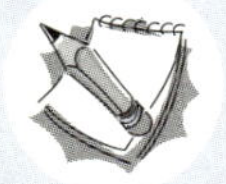

나는 체중이 13 kg이 늘어 86 kg이 되었었다. 친구들은 "전혀 뚱뚱하지 않아"라고 위로해 주었다. 그러나 내 몸은 언제나 둔하고 피곤하며 기분도 우울하였다. 나는 1996년까지 체중에 대하여 심각하게 생각하지 않았으며 아무런 대책도 강구하지 않았다.

나는 약 13주 동안 팻플러시 프로그램에 매달렸다. 예기치 않았던 보너스로 GLA 보조제, CLA 보조제에 대해 알게 되었다. 이전에도 늘 각종 비타민, 영양보충제 및 씰리움 분말을 복용하였으나 이제 이들의 작용기전과 복용하는 이유를 터득하게 되었다.

지금 내 심정은 표현이 불가능할 정도로 날아갈 것 같은 기분이다. 체중도 71 kg이 되었다. 나의 에너지, 유연성이나 스태미나는 넘쳐 흐르고 있다. 내 어투와 체력은 나 자신도 놀랄 정도이다. 내가 걷거나 무거운 물건을 들 때에도 쉬거나 중단할 필요가 없어졌다. 나는 가장 좋아하는 옷을 입게 되었으며 큰 사이즈의 옷은 모두 없애 버렸다. 나는 새로운 옷을 구입할 예정이다. 무엇보다 내가 가장 좋아하는 검정색 드레스를 다시 입게 되었다니 정말 꿈만 같다.

– 팜존(Pam Jones)

1주_WEEK 1	
[DAY 1 : 1일 째]	(*로 표시된 음식에 대한 레시피는 10장을 참조할 것)
깨어날 때	롱라이프 칵테일
조식하기 전	레몬주스와 함께 온수 1컵(250 ㎖)
조식	저지방 채소 커티지 치즈 1/2컵과 함께 혼합한 각종 베리 1컵, 곡물빵 1조각 및 아미씨유 1 큰술
오전 중간쯤 간식	소량의 아몬드
중식하기 20분전	크랜베리 수 1컵(250 ㎖)
중식	레몬과 딜을 곁들인 114 g의 삶은 연어, 찐 깍지콩, 작은 덩어리의 버터 1개를 가미한 구운 감자 1개, 토마토 조각, 양상추 및 사과 사이다 식초를 가미한 파슬리 샐러드
오후 중간쯤	사과 1개 및 28 g의 스위스 치즈
석식	붉은색 양파와 파슬리를 곁들인 기름기가 없는 114 g의 다진 쇠고기 버거, 소량의 커민을 가미한 콜리플라워, 올리브 오일 및 레몬주스 드레싱을 가미한 신선한 야채 샐러드
[DAY 2 : 2일 째]	(*로 표시된 음식에 대한 레시피는 10장을 참조할 것)
조식하기 전	레몬주스와 함께 온수 1잔(250 ㎖)
조식	자몽 1/2개, 채소와 함께 휘저어 익힌 달걀 2개, 체더 치즈 1조각, 아마씨유 1 큰술 및 소량의 시나몬을 가미한 새싹빵 1조각
오전 중간쯤 간식	샐러리 위에 땅콩 버터 1 큰술
중식	114 g의 참치, 올리브, 깍지콩, 토마토를 곁들인 니쯔와즈 샐러드(salad Nicoise), 올리브 오일 1 큰술과 레몬주스를 가미한 양상추 로메인 위로 적색 감자 1/2컵
오후 중간쯤	매실 2개 및 28 g의 스트링 치즈
석식	신선한 양배추에 연한 닭고기 살, 생강을 가미하여 살짝 데친 케일과 양송이 버섯 및 오이와 사과 사이다 식초를 가미한 연한 연두색의 샐러드
[DAY 3 : 3일 째]	(*로 표시된 음식에 대한 레시피는 10장을 참조할 것)
깨어날 때	롱라이프 칵테일
조식하기 전	레몬주스와 함께 온수 1잔(250 ㎖)
조식	작은 키위 1조각 및 리코타 치즈 위에 이등분으로 짜른 호두 4개
오전 중간쯤 간식	삶은 달걀 1개
중식	잘게 자른 토마토, 파슬리 및 양파를 곁들인 114 g의 정어리(또는 고등어 생선회), 또한 아마씨유 1 큰술을 가미한 옥수수속 1개
오후 중간쯤	매실 2개 및 28 g의 모짜렐라 치즈
석식	114g의 토마토 – 허브 송아지 고기*, 구운 호박씨와 사과 사이다 식초를 가미한 쌀겨유에 살짝 데친 근대 및 순무 그린

[DAY 4 : 4일 째]	(*로 표시된 음식에 대한 레시피는 10장을 참조할 것)
깨어날 때	롱라이프 칵테일
조식하기 전	레몬주스와 함께 온수 1잔(250 ㎖)
조식	복숭아 스무디* 및 새싹 곡물빵 1조각
오전 중간쯤 간식	오랜지 1개 및 28 g의 스위스 치즈
중식	레몬과 마늘을 가미한 114 g의 구운 능성어, 딜을 첨가한 오이조각 및 토마토, 한줌의 블루 콘칩
오후 중간쯤	삶은 계란 1개* 및 28 g의 체더 치즈
석식	로즈 스페셜 수프* 참기름 1 큰술, 구운 샬롯, 오레가노 및 신선한 레몬주스가 들어 있는 비내그래트 소스를 가미한 아루굴라, 엔다이브 및 레디치오 샐러드

[DAY 5 : 5일 째]	(*로 표시된 음식에 대한 레시피는 10장을 참조할 것)
깨어날 때	롱라이프 칵테일
조식하기 전	레몬주스와 함께 온수 1잔(250 ㎖)
조식	작은 키위 1개, 삶은 계란 2개 위에 가정용 살사를 얹은 것*, 따뜻하게 한 옥수수 또띠아 1개 및 아마씨유 1 큰술
오전 중간쯤 간식	바닐라 추출물 1/4 큰술 및 구운 해바라기씨와 함께 플레인 요구르트 1컵
중식	마늘과 오레가노가 가미된 114 g의 닭가슴살 구이, 실버드 아몬드가 가미된 깍지콩을 구운 것, 차이브와 버터조각이 들어 있는 구운 작은 감자 1개 및 올리브 오일 1 큰술과 레몬 드레시이 첨가된 작은 시금치 샐러드
오후 중간쯤	버찌 10개 및 28 g의 체더 치즈
석식	114 g의 새우 크리올*, 갈색 쌀 1/2컵, 쌀겨유 1 큰술로 살짝 데친 브론콜리 및 소량의 카옌

[DAY 6 : 6일 째]	(*로 표시된 음식에 대한 레시피는 10장을 참조할 것)
깨어날 때	롱라이프 칵테일
조식하기 전	레몬주스와 함께 온수 1잔(250 ㎖)
조식	자몽 1/2개, 주말 칠면조 달걀 구이*
오전 중간쯤 간식	멜론 1/2컵 및 땅콩버터 1 큰술
중식	두부 및 야채 튀김 프라이: 참기름 1 큰술로 살짝 데친 114 g의 두부, 마름, 벅 초이 및 죽순, 갈색 쌀 1/2컵
오후 중간쯤	당근, 샐러리 스틱 및 커티지 치즈
석식	계피와 코리앤더*가 곁들인 114 g의 양고기 구이, 아마씨유 1 큰술이 첨가된 찐 완두콩 1/2컵 및 양상추 로메인, 야자의 새순, 사과 사이다 식초 및 구운 참깨씨가 첨가된 토마토 샐러드

1주_WEEK 1	
[DAY 7 : 7일 째]	(*로 표시된 음식에 대한 레시피는 10장을 참조할 것)
깨어날 때	롱라이프 칵테일
조식하기 전	레몬주스와 함께 온수 1잔(250 ㎖)
조식	야채주스 칵테일 및 야채 프리타타*
오전 중간쯤 간식	42 g의 치즈가 가미된 구운 사과 1개
중식	라임주스 1/2컵을 넣은 작은 아보카도 내에 114 g의 개살 채, 달콤한 양파 및 참기름 1 큰술, 사과 사이다 식초 및 생강이 들어 있는 비내그래트 소스를 가미한 샐러리 샐러드
오후 중간쯤	과일 맛이 강한 소르베*
석식	친화적인 수프*, 아스파라거스 끝의 야채 메이란지, 베이비 당근 1/2컵, 아마씨유 1 큰술을 넣은 깍지콩

2주_WEEK 2	
[DAY 1 : 1일 째]	(*로 표시된 음식에 대한 레시피는 10장을 참조할 것)
깨어날 때	롱라이프 칵테일
조식하기 전	레몬주스와 함께 온수 1잔(250 ㎖)
조식	바나나 스무디(smoothie)*
오전 중간쯤 간식	오렌지 1개 및 28 g의 체다 치즈
중식	레몬, 커민 및 커리 분말을 곁들인 114 g의 참치, 삶은 계란 1조각, 찐 브로콜리 및 사과 사이다 식초를 첨가한 토마토 샐러드
오후 중간쯤	병아리콩 1/2컵 및 28 g의 스위스 치즈
석식	파슬리와 민트를 곁들인 114 g의 구운 양고기, 찐 강낭콩 1/2컵, 양배추, 올리브 오일 1 큰술 및 레몬주스 드레싱을 곁들인 잎이 많은 그린 샐러드
[DAY 2 : 2일 째]	(*로 표시된 음식에 대한 레시피는 10장을 참조할 것)
깨어날 때	롱라이프 칵테일
조식하기 전	레몬주스와 함께 온수 1잔(226 ㎖)
조식	리코타 치즈 1/2컵에 딸기 1컵, 아마씨유 1 큰술과 소량의 시나몬을 넣은 새싹 곡물 토스트 1조각
오전 중간쯤 간식	아몬드 버터 1큰술을 얹은 샐러리
중식	로즈 스페셜 수프*, 시금치 및 사과 사이다 식초를 첨가한 빨간 고추 샐러드
오후 중간쯤	키위 1개 및 28 g의 모짤레라 치즈
석식	야채를 넣은 두부볶음 : 114 g의 두부, 완두콩의 꼬투리 모양, 작은 고구마 1개, 빨간 고추 및 마름에 참기름 1 큰술을 넣고 빨리 볶은 것 구운 해바라기 씨를 첨가한 스파게티호박 및 레몬주스를 첨가한 베이비 채소
[DAY 3 : 3일 째]	(*로 표시된 음식에 대한 레시피는 10장을 참조할 것)
깨어날 때	롱라이프 칵테일
조식하기 전	레몬주스와 함께 온수 1잔(250 ㎖)
조식	자몽 1/2개, 삶은 계란 2개 및 아마씨유 1 큰술을 첨가한 옥수수 또띠아
오전 중간쯤 간식	요구르크 1컵을 첨가한 블루베리 1컵
중식	레몬주스와 함께 파슬리 조각, 양파 및 토마토가 곁들인 114 g의 연어
오후 중간쯤	까치콩 1/2컵 및 28 g의 스위스 치즈
석식	양배추가 곁들어진 닭 가슴살 요리*; 쌀겨유 1 큰술을 넣고 코라드 그린, 버섯 및 올리브를 볶은 것

2주_WEEK 2	
[DAY 4 : 4일 째]	(*로 표시된 음식에 대한 레시피는 10장을 참조할 것)
깨어날 때	롱라이프 칵테일
조식하기 전	레몬주스와 함께 온수 1잔(250 ㎖)
조식	커티즈 치즈 1/2컵과 아마씨유 1 큰술과 함께 베리 1컵과 반쪽으로 자른 호두 4개
오전 중간쯤 간식	삶은 계란 1개 및 28 g의 스위스 치즈
중식	버섯, 양파 및 마른 겨자를 곁들인 114 g의 기름기 없는 햄버거, 시나몬을 첨가한 요리된 당근 및 사과 사이다 식초를 가미한 오이 및 토마토 조각
오후 중간쯤	자두 2개 및 스트링 치즈
석식	114g의 새우 크리올*, 버터 1조각에 도토리 호박 및 레몬과 마늘을 가미하여 올리브 오일 1 큰술에 볶은 케일과 토마토
[DAY 5 : 5일 째]	(*로 표시된 음식에 대한 레시피는 10장을 참조할 것)
깨어날 때	롱라이프 칵테일
조식하기 전	레몬주스와 함께 온수 1잔(250 ㎖)
조식	데블드에그 2개(반쪽 4개)*, 아마씨유 1/2 큰술을 넣은 새싹 곡물 토스트 1조각 및 가정용 살사 드레싱 1 큰술
오전 중간쯤 간식	승도 1개 및 28 g의 염소 치즈
중식	커민, 마늘 및 양파를 첨가하여 그릴에 구운 템페, 구운 콜리플라워 및 호박씨 및 사이더 식초 드레싱을 얹은 양상추 로메인
오후 중간쯤	버찌 10개와 28 g의 모짜렐라 치즈
석식	레몬, 파슬리 및 생강을 곁들인 114 g의 넙치무리 구이, 소량의 신 크림을 넣은 구운 감자 1개 및 마늘, 양파 및 소량의 카엔과 함께 올리브 오일 1 큰술을 넣어 빨리 볶은 시금치
[DAY 6 : 6일 째]	(*로 표시된 음식에 대한 레시피는 10장을 참조할 것)
깨어날 때	롱라이프 칵테일
조식하기 전	레몬주스와 함께 온수 1잔(250 ㎖)
조식	야채주스 칵테일 및 야채 프리타타*
오전 중간쯤 간식	복숭아 1개 및 14 g의 체다 치즈
중식	타라곤 및 마요네즈 1 큰술을 첨가한 114 ㎖의 닭고기 샐러드, 아마씨유 1 큰술을 첨가한 찐 아티초크 및 완두콩 1/2컵, 또한 레몬주스를 첨가한 베이비 채소류

2주_WEEK 2	
오후 중간쯤	커티지 치즈 1/2컵에 바나나 1/2개
석식	스테이크 및 야채 볶음: 114 g의 등심 스테이크, 콩나물, 죽순, 빨간 고추 및 마늘에 참기름 1 큰술을 넣어 볶은 것 옥수수속 1개 및 잎이 많은 그린 샐러드
[DAY 7 : 7일 째]	(*로 표시된 음식에 대한 레시피는 10장을 참조할 것)
깨어날 때	롱라이프 칵테일
조식하기 전	레몬주스와 함께 온수 1잔(250 ㎖)
조식	야채주스 칵테일 및 주말 칠면조 및 달걀구이*
오전 중간쯤 간식	메론 입방체 1컵 및 리코타 치즈 1/2컵
중식	친화적 이탈리안 결혼식 수프*; 갈색 쌀 1/2컵 및 참기름 1 큰술, 사과 사이다 식초 및 생강을 가미한 단맛이 나는 양파 및 샐러리
오후 중간쯤	사과 1개 및 28 g의 모짜렐라 치즈
석식	레몬, 생강 및 카옌을 곁들인 114 g의 생선구이 따뜻하게 한 아스파라거스 및 아마씨유 1 큰술을 첨가한 작은 고구마 1개

나는 체지방배출 프로그램을 실시하고 약 2개월 만에 9 kg을 감량하였다. 체중이 감소한 사실을 의사와 상의하였더니 의사는 "말도 안 되요. 환자분 나이에서는(58세) 체중을 감량할 수 없어요"하고 무심히 대답하였다. 의사가 이 다이어트를 잘못 이해한 것 같다.

– 캐롤린(Caroline Kamtyama)

7

CHAPTER

강력한 실천의지

The Power Of Ritual

7

강력한 실천의지

조화는 우리 마음 속에서 일어난다.

– 틱낫한

이제 팻플러시 프로그램의 근간을 어느 정도 이해하였으므로 다른 차원의 프로그램을 소개하고자 한다. 3가지 의식적인 행위, 즉 적절한 운동, 수면 및 일지쓰기는 자신의 체중을 감량하는데 도움을 주는 요소이다. 이 3가지를 충실하게 이행하면 자신이 설정한 목표에 도달하는데 최선을 다하게 되며 기분이 좋아지고 이전과는 다른 모습을 발견하게 된다.

프로그램에서 소개하는 이 3가지 요소는 자신의 신체를 기본적으로 강화시키는데 중요하다. 그 예로 건강증진 식품, 신체적 휘트니스에서 스트레스 감소 및 적절한 수면에 이르기까지 다방면에서 셀프케어를 만끽할 수 있다.

셀프케어의 권리를 다시 회복시키는 일은 삶을 보람있게 영위할 수 있는 기본적인 단계이다. 또한 다른 사람들과 적극적이고 의미있는 교제를 가능하게 하는 디딤돌이 된다. 이 3가지 요소와 함께 팻플러시 프로그램을 실시하면 집중력 향상, 스트레스 감소 및 생활양식의 개선을 도모하게 되어 일생동안 다이어트에 매달릴 필요가 없게 된다.

운동

팻플러시 프로그램에서 운동이 차지하는 비중은 작지 않다고 할 수 있는데 여기에는 충분한 근거가 있다. 적절한 운동을 규칙적으로 하게 되면 지구력이 향상되고, 근육의 활동량 및 유연성을 증가시켜 질병을 예방할 수 있는 신체를 만들 수 있다. 그러나 격한 운동을 통해서 이러한 이점이 나타나는 것은 아니다. 실제로 많은 임상시험에서 격렬한 운동은 인체의 건강을 오히려 악화시키며 치명적일 수 있다는 사실이 보고되고 있다.

격렬한 운동에 대한 경고는 특히 여성에게 더하다. 하루에 아무런 휴식이 없이 2시간 이상의 격한 운동을 소화하는 여성의 경우 에스트로겐의 생성(월경)이 억제되며, 특히 여위거나 작은 체구의 여성에게는 칼슘손실이 초래될 수 있다. 또한 운동량을 감소시켜 에스트로겐 농도를 조절한다고 하여도 약 20% 정도의 골량감소가 나타날 수 있다. 미네랄을 감소시키는 물질(예: 설탕, 커피, 소다)을 과량 섭취하면서 다이어트를 하는 사이클이 반복되면 폐경이 시작되기 전에 골량이 조기에 감소될 수 있다. 이를 예방하기 위해서는 무엇보다 20대 또는

30대 여성은 뼈를 보호하는 에스트로겐이나 프로게스테론의 역할이 저하되는 40대 또는 50대로 접어들기 전에 반드시 적절한 운동과 다이어트를 조절 하는것이 중요하다는 것을 명심해야 한다.

격한 운동이 여성에게 좋지 않은데는 또 다른 이유가 있다. 매일 격한 운동을 하게 되면 체지방의 손실을 증가시켜 호르몬 농도가 강제로 저하된다. 호르몬이 결핍되면 골량이 감소할 수 있다. 또한 지방손실이 증가되면 에스트로겐 농도가 고갈되어 불규칙한 월경이나 월경의 중단을 동시에 초래할 수 있다. 이와 같은 시나리오는 보디빌더, 육상선수 및 발레댄서 등과 같이 전문적으로 운동하는 사람에게 흔히 관찰되고 있는데 이들은 1.3~2.2 kg의 체중이 증가하거나 감소되면서 불규칙한 월경주기를 경험하고 있다.

실제 운동량이 많은 10대 또는 20대 여성이나 불규칙적인 생활에 시달리는 여성이라면 자신의 골밀도를 정기적으로 체크하는 것이 현명한 일이다. 폐경기에 접어든 여성이 격한 운동으로 인해 초래되는 호르몬 불균형에 당황스러워 하는 것을 흔히 볼 수 있다.

적절한 운동을 지지하는 또 다른 이유로 운동으로 인한 산화스트레스의 증가를 들 수 있다. 산화스트레스는 인체의 세포를 손상시키는 활성산소를 생성하게 된다. 고강도의 운동은 활성산소의 생성을 급격하게 증가시켜 50개가 넘는 질환의 원인이 된다. 활성산소는 면역계의 약화는 물론 조기노화, 심장마비, 백내장, 감염증, 암 등을 초래하고 있다고 알려져 있다.

휘트니스 운동의 창시자로서 격한 운동을 주창하였던 쿠퍼 박사는 자신이 발표한 연구조사에서 이와 같은 사실을 강력하게 지지하고 있다. 미국 텍사스주 달라스에 쿠퍼 에어로빅 센터Cooper Aerobics Center를 설립한 쿠퍼 박사는 과도한 운동을 할 때 생성된 활성산소는 인체 세포를 손상시켜 조기노화를 유도한다고 보고하였다. 그는 광범위한 연구조사를 통하여 초기에 주창하였던 격한 운동을 지양하고 그 대신에 매주 3~4 회에 걸쳐 단지 30분 정도의 낮은 강도의 운동을 하여도 건강을 증진할 수 있다고 말하고 있다. 그는 자신의 연구를 통하여 낮거나 적절한 강도의 운동은 격한 운동과 동일하게 유익하다고 주장하였다.

쿠퍼 박사는 자신이 쓴 책 '노화방지혁명The Antioxidant Revolution'에서 전 세계적으로 알려졌거나 기타 고도로 훈련된 운동선수에서 관찰되고 있는 암의 조기발현과 돌연사에 대하여 큰 관심을 나타내고 있다. 여러분들 중에는 달리기의 건강 효과를 주장했던 1980년대의 장거리 선수 짐 픽스Jim Fixx를 기억하는 분들이 있을 것이다. 그는 52세에 버몬트에서 평소처럼 6 km의 달리기를 마친 후 급작스런 심장마비로 사망했는데 부검결과 그의 동맥은 거의 폐쇄상태에 있었다. 짐 픽스는 사망할 때까지 거의 20년 동안 59,545 km의 거리를 달렸는데 이는 매주 96 km에 해당하는 것이다. 이 장거리 운동선수의 사망은 운동에 의해 유발된 활성산소의 과다생성과 연관성이 있는데 이는 다른 치명적인 증상과 함께 관상동맥질환을 유발할 수 있다.

팻플러시 프로그램에서 격한 운동을 권하지 않는 또 다른 이유로는 인체의 지속적인 청소작용을 들 수 있다. 격한 운동을 통해 활성산소를 제거하기 보다는 간의 청소작용에 기여하고 있는 항산화인자를 유지하는 것이 중요하다고 생각된다. 항산화인자는 지방을 연소시키는 동반자의 역할을 한다. 팻플러시 프로그램의 초기 2단계에서는 섭취하는 칼로리 양이 그다지 많지 않으므로 격한 운동을 소화할 수 있는 에너지가 충분하지 않다. 그 대신에 체중감량에 도움이 되는 가볍거나 적절한 단계의 운동부터 시작하면 보다 장기적이고 적절하게 균형을 유지하는 운동으로 나아갈 수 있다.

체지방 배출을 위한 운동프로그램

가볍거나 적절한 강도의 운동은 과도한 운동과 비교하여 단순하고, 효과적이며 즐거움을 선사하는 건강법으로 집에서도 자신의 스케줄에 따라 바로 실시할 수 있다. 프로그램의 1단계 및 2단계에서는 바운싱이나 빠른 걷기를 하고 이어 3단계에서 근력운동을 소화하게 된다. 체중감량에 도움을 줄 수 있는 운동효과를 소개한다.

- ✓ 운동은 세포 노폐물을 지속적으로 제거하는데 도움이 된다. 특히 림프계를 표적화하는 운동은 인체의 독소를 없애는 역할을 하여 웰빙감각을 높여주고 체중증가의 경향이 나타나지 않는다. 궁극적으로 지방을 연소하는 간의 기능을 최적화시키게 된다. 또한 운동을 하게 되면 혈액, 영양소 및 신선한 산소가 체내에 공급되어 신체의 대사활동이 왕성해진다. 또한 운동은 소화, 흡수, 대사 및 음식물 동화작용에 도움을 주고 효소기능을 증강시킨다.
- ✓ 운동은 칼로리를 연소시킨다. 매일 30분 동안 걷게 되면 300 칼로리를 연소시켜서 매주 2,100 칼로리가 연소되는 누적효과를 가져온다. 이는 약 0.45 kg의 지방을 산화시키는 양이며 연간 15 kg의 지방을

연소시키게 된다. 또한 운동은 근육질량을 증가시키게 되므로 근육세포가 에너지를 생성하기 위해 다수의 칼로리를 연소시키는 효과가 있다.

✓ 운동은 대사활동을 높여 신체에 활력을 부여한다. 최근 연구결과에선 운동을 마친 후 규칙적인 유산소 운동은 4~12시간의 대사활동을 유지시켜 격한 운동과 거의 동일한 칼로리가 소모된다고 한다. 운동을 하게 되면 엔도르핀이라고 하는 천연 기분고양제가 신체로부터 방출된다. 이 호르몬은 기분을 좋게 하며 우울한 감정으로 인해 과식하게 되는 잠재성을 감소시킨다.

✓ 운동은 탐식을 억제하는 효과가 있다. 캘리포니아 주립대학에서 발표한 연구조사에 의하면, 매끼 식사하기 전에 10분 동안 빠르게 걷는 것은 스낵에 대한 충동을 억제할 수 있다. 또한 운동은 우울증 및 스트레스와 연관있는 탐식을 억제한다. 또한 운동은 세로토닌, 도파민 및 에피네프린 등의 물질을 분비하는데 도움을 준다. 이러한 신경전달 물질은 격한 운동을 한 인체에 4시간에 걸쳐 진통효과를 부여한다. 불안이 완화되고 식욕은 통제된다. 또한 운동은 혈당치를 낮추고, 근육과 지방세포에 대한 인슐린의 유용성을 증가시킨다. 혈당치가 계속 일정하게 유지되어 탄수화물이 들어 있는 스낵류에 대한 갈망이 감소되며 인슐린과 관련된 지방저장을 방지할 수 있다.

✓ 운동은 에너지 단계를 높이는 역할을 한다. 운동은 혈액순환을 도와주고 모든 사람들에게 활력을 주는 테스토스테론 등의 호르몬 분비를 자극한다. 인체가 활력을 유지하면 일상생활에 적극적인 자세가 되어 부엌을 기웃거리면서 음식물을 찾는 모습이 사라지게 된다.

요령 운동프로그램을 시작하기 전에 의사와 상의하는 것이 중요하다.

나는 43세의 여성으로 항상 건강에 관심을 쏟아왔다. 그러나 나이가 들면서 우울증에 시달리는 일이 많아졌고 집중력 저하, 탐식 등으로 결국 날씬했던 체형은 4.5 kg나 불어나고 말았다. 나는 탈진상태였고, 피곤을 느끼고 정기적인 활동이나 새로운 일을 추구하는 동기부여가 부족한 상태에 있었다.

팻플러시 프로그램은 내가 건강하지 않은 사이클에서 벗어나야 한다고 생각하는 중대한 시기에 눈에 띄었다. 운동은 항상 나의 일상스케줄에 포함되어 있으나 그것만으로는 부족하여 이 프로그램을 실시하기 시작하였다. 나는 엄청난 차이를 느끼지 않을 수 없었다! 나는 체중감량에 성공했으며, 에너지 회복과 함께 집중력도 높아지고 있다.

– 수잔 프로코쉬(Suzann Prokosch)

1단계 운동프로그램

〉〉〉 목표 : 림프계의 활성화

✓ 준비운동 및 스트레칭

걷기와 같은 운동을 시작할 때는 무엇보다 제자리에서 움직이거나 양팔을 이리저리 흔들면서 5~10분 동안 근육에 준비운동을 시키는 것이 중요하다. 이어 5~10분 동안 근육, 인대, 건 등을 부드럽게 스트레칭하여 유연성을 높이고 잠재적인 신체손상, 근육의 염좌 및 강직성을 예방하도록 한다. 자신의 양팔, 양다리, 허벅지 등을 이용하여 각각 15초 동안 스트레칭 자세를 견지하고 유연성이 증가되면 1분까지 이를 실시한다.

✔ 체지방배출 바운싱

2장에서 언급한 바와 같이, 림프계를 청소하는 것이야말로 팻플러시 프로그램의 1단계를 통하여 셀룰라이트 축적물을 체내에서 배출하는데 중요한 것이다. 그러나 이와 같은 배출작용은 심장의 펌프작용과 다른 것이므로 허벅지나 팔을 통한 근육의 수축작용으로 림프계가 작동되어야 한다. 지방을 배출시키기 위해서 빠르게 걸으면서 자신의 양팔을 바운싱하거나 움직여서 림프계를 청소하는 것이다.

팻플러시 프로그램의 모든 단계에서 림프배수계가 세포청소작용을 완벽하게 발휘할 수 있도록 미니트램플린(소형의 바운싱 기계)을 구입하는 것이 바람직하다. 이 기구는 대부분 마루에서의 높이가 20 cm 정도이며 직경이 100 cm로 어떤 장소에도 설치가 가능하다. 매일 5분 동안 이 바운싱 기계에 올라가서 운동을 하게 되면 림프계에서 나오는 노폐물을 부드럽게 완화시킬 수 있다. 림프액을 청소하는 가장 큰 이점으로는 나이 또는 신체적 결함과 관계없이 모든 사람들이 이용할 수 있다는 점이다. 잘 걷지 못하는 사람들도 이 바운싱 기계에 앉아서 운동을 즐길 수 있다.

미니트램플린을 사용하면 아무런 부작용이 없는 효과적인 운동을 할 수 있다. 심혈관계 기능이 향상되며 신체의 리듬을 조율할 수 있다. 이 바운싱 운동은 세포의 대사활동을 촉진하여 모든 세포에 신선한 산소와 영양소를 제공한다. 또한 낮은 충격(허벅지에 가벼운 압박 등)은 배수를 자극하여 림프계로부터 폐기물이 쉽게 배출되도록 한다. 운동시작 후 2주가 경과하면 다리, 엉덩이 및 무릎은 부드러워져서 오랜지색의 과일껍질 같은 셀룰라이트 침전물이 부드럽게 빠져나오게 된다.

또한 림프액을 쉽게 배출시키는 방법으로는 코를 통해 숨을 들여마셔 산소가 폐의 아래부위에 있도록 하며, 오랫동안 앉아 있으면 흉강에서 림프액이 흘러나오는 것을 제한하게 되므로 이를 피할 것, 규칙적인 운동을 과다하게 하여 산화스트레스를 높이지 않을 것 등이다.

바운싱은 어떤 장소에서도 할 수 있는 운동으로 아파트, 집이나 야외에서도 언제든지 할 수 있으며 즐거움을 가져다 줄 수 있다.

〉〉〉 바운싱을 할 때의 요령

✓ 의복

· 특별한 의복이 필요하지 않다. 바운싱을 방해하지 않는 편안한 의복을 선택한다.

✓ 발

· 움직임이나 통제를 자유롭게 하기 위하여 맨발로 바운싱한다. 양말, 나일론 또는 슬리퍼는 신지 않는다. 필요한 경우 고무나 미끄러짐을 방지하는 안창을 댄 신발을 신는 것이 좋다.

✓ 방법

· 100 회의 도약 운동(차렷 자세에서 뛰면서 발을 벌리고 머리 위에서 양손을 마주쳤다가 다시 원상태로 돌아오는 동작)을 약 5분 동안 계속한다.

✓ 배치

· 미니트램플린은 들고 다니기 쉬운 장소에 보관하여 수시로 이용한다. 빛이 있는 장소에서 바운싱을 한다. 거울 앞에서 운동하는 것도 바운싱 기법을 완벽하게 익히는데 도움이 된다.

〉〉〉 건강을 위한 걷기

1단계 운동의 후속단계는 20분 동안 빠르게 걷는 운동인데, 이 운동은 매일 또는 매주 적어도 5회는 규칙적으로 하는 것이 바람직하다. 림프계가 계속 움직일 수 있도록 양팔을 흔들며 빠르게 걷는 것이 중요하다. 거리는 중요하지 않지만 시간에는 신경을 쓰는 것이 좋다.

유산소 운동이나 빠르게 걷는 운동은 심장이나 폐를 강하게 하고, 심혈관계 기능, 에너지, 지구력을 향상시키는 동시에 엔도르핀의 분비를 자극하게 된다. 실제로 미국이나 일본에서 실시된 임상시험에서 규칙적으로 걷기운동을 하고 있는 사람들의 관상동맥질환과 관련된 사망률과 합병증 발현빈도가 앉아서 일하는 사람에 비해 2배 정도 감소되고 있다는 사실이 입증되고 있다.

팻플러시 프로그램이 지향하는 부드러운 운동 단계에서는 격한 운동을 위한 에너지를 굳이 저장할 필요는 없다. 이는 격한 운동의 강도를 측정하는 이유가 될 수 있을 것이다. 걷기에는 많은 방법을 동원할 수 있다. 가장 쉬운 방법으로는 페이스를 조절하여 10분 동안 약 2.4 km를 걷는 것이다. 이 보다 더 빨리 걷게 되면 산화스트레스를 추가적으로 자극하게 된다. 걷기운동을 하면서 숨을 깊게 들이마시고 코를 통하여 규칙적으로 내뿜게 되면 활성산소에 의한 잠재적인 손상을 감소시키는데 도움이 된다.

운동 3단계에서는 보다 정교한 방법이 제시된다. 이는 맥박수를 체크하면서 운동의 강도가 최대 심박수에 도달하는 가를 알아보는 방법이다. 보통 성인의 경우 심박수는 약 60~80회 정도, 운동시 최고 심박수는 200회가 넘는 경우도 있으나 보통 180회 이하이다. 75 % HR(목표심박수)의 계산법은 최대 심박수에서 안정 심박수를 뺀 다음 0.75를 곱해서 안정시 심박수를 합한 수이다.

- 220－자신의 연령 ＝ 최대 심박수
- 최대 심박수－안정시 맥박수 ＝ 유지 심박수
- 유지 심박수×0.75＋안정시 맥박수 ＝ 목표 심박수

예를 들어 32세인 사람의 경우 최대 심박수는 분당 188회가 된다.

팻플러시 프로그램의 운동 1단계에서는 자신의 최대 심박수를 50 % 정도에서 유지하는 것이 바람직하다. 따라서 자신의 심박수가 1분당 188회라고 가정했을 때 이 수치의 50 %는 94회가 된다(수학에 자신이 없는 사람이라면 예시된 표를 참고한다).

건강한 사람은 자신의 맥박수를 이용하여 알맞은 운동강도를 계산할 수 있다. 최대 맥박수는 직접 운동을 하여 측정하여도 되지만, 대개는 220에서 자신의 나이를 빼는 계산공식을 사용한다.

운동을 하다 잠시 멈추고 곧장 손목에 인지와 중지를 가볍게 대고 시계를 보면서 10초 동안 맥박수를 헤아려서 여기에 6을 곱한 맥박수가 운동 중의 맥박수인데 이 값이 최대 맥박수에서 안정시 맥박수를

뺀 값의 50~80 % 범위에 들어야 한다. 운동을 처음 시작하는 사람은 운동시 맥박수가 최대 맥박수의 50~60 %에서 시작하여 85 %까지 도달하도록 체력이 향상되는 수준에 맞추어서 운동강도를 높여가면 된다. 또한 운동시 맥박수를 최대 맥박수의 50~60 %에서 시작하는 경우 체지방, 콜레스테롤, 혈당치 등을 감소시킬 수 있으며 염좌, 신체적 손상 또는 퇴행성질환의 발생빈도를 낮추게 된다. 이와 같은 운동 강도에서 연소할 수 있는 칼로리의 85 %는 지방이며 이어 탄수화물이 10 %, 단백질이 5 %를 차지하고 있다.

심박수 측정 방법

연령	분당최대 심박수	분당 목표심박수		
		50%	60%	70%
15-19	201	100	121	140
20-24	196	98	118	137
25-29	191	96	115	133
30-34	186	93	112	130
35-39	181	91	109	126
40-44	176	88	106	123
45-49	171	86	103	120
50-54	166	83	100	116
55-59	161	81	97	113
60-64	156	78	94	109
65-69	151	76	91	106
70-74	146	73	88	102
75-80	141	71	85	99

〉〉〉 걷기 요령

✓ 의복

· 무더운 날씨에는 땀을 흡수하고 빨리 마르는 가벼운 중량의 소재를 선택한다.

· 추운 날씨에는 천연소재로 만든 헐렁하거나 겹쳐있는 옷을 입는다. 폴리에스테르 재질의 옷은 폐경기 여성의 경우 피하는 것이 좋은데 이들 옷은 피부가 숨쉬는 것을 방해하기 때문이다. 궂은 날씨에는 머리와 목을 노출시키지 않도록 한다.

· 비가 오는 날씨에는 방수용 옷을 착용하여 항상 건조 상태를 유지한다.

✓ 신발

· 뒤꿈치와 아치가 견고한 편안한 신발을 신는다. 피부가 숨을 쉴 수 있는 소재와 두껍고 유연성이 있는 안창을 선택한다. 부드러운 충전물과 함께 충분한 발가락 공간이 있는 신발이 바람직하다.

✓ 수분

· 탈수현상을 피하기 위해선 운동하기 전후에 충분한 양의 수분을 섭취한다. 1일 수분량을 초과하여 마셔도 무방하다. 무덥거나 건조한 날씨에는 운동으로 인하여 땀으로 배설될 양을 보충할 수 있는 충분한 수분을 섭취한다.

✓ 자세

· 어깨가 이완된 자세에서 똑바로 걷는다. 양쪽 팔을 측면에

서 흔든다. 발꿈치에서 발가락으로 힘을 싣는다.

경험상의 법칙 | 자신의 심박수에 구애받지 말고 편안하게 숨을 쉬거나 움직일 수 있는 단계에서만 운동을 하는 것이 인체에도 안전하다고 말할 수 있다.

걷는 운동은 완전히 자신에게 달려 있다. 식사를 하기 전의 아침시간은 체지방을 연소시키는데 가장 적합한 시간이라고 생각된다. 아침식사를 하기 전의 글리코겐(간의 탄수화물 저장소) 농도는 낮은 상태에 있으므로 체내에서는 에너지를 위해 지방을 선택하게 된다. 인체가 저장된 지방산을 소비하는데 바쁜 경우 우리 몸은 지방을 소비하는 기구가 된다.

마무리 운동 | 준비운동, 스트레칭과 마찬가지로 운동 후 5~15분에 걸쳐 마무리 운동을 하는 것도 중요하다고 할 수 있다. 마무리 운동을 통해 신체의 긴장이 완화되고 혈류도 정상으로 돌아오게 된다.

1단계 체지방배출 운동의 요약	
준비운동 및 스트레칭	매회 적어도 5분
바운싱	매일 5분
빠르게 걷기	매주 5~7회 20분
마무리 운동	매회 적어도 5분

팻플러시 프로그램을 실시한 후 몇 일이 지나지 않아서 상부 팔에 있었던 셀룰라이트 덩어리가 눈에 띠게 감소된 것을 발견하였다. 이제는 열심히 운동하여 3두근이 나온 것을 관찰하였다.

– 앤(Ann V. Leigh)

팻플러시 프로그램을 실시한 후 나에게 기적이 나타났다. 내 나이는 28세이며 과체중이었다. 나는 매일 컴퓨터를 하고 있었다. 그러나 7.2kg을 감량하는데 성공했으며 눈도 이전보다 밝아지고 머리 결도 윤기가 났다.

– 조르지아(Georgia Anna Rodriguez)

2단계 운동프로그램

〉〉〉 목표 : 지구력 키우기

팻플러시 프로그램의 2단계에서도 1단계의 운동을 계속할 수 있지만 빠르게 걷기에서 10분을 더 추가하여야 한다.

여러분은 자신의 심박수를 체크하면서 최대 심박수의 60 %까지 운동 강도를 약간 높이고자 시도하게 된다. 따라서 1분당 최대 심박수가 188회이면 운동 시에 맥박수는 심박수의 66 %인 1분당 112회가 될 것이다. 이와 같은 맥박수를 유지하면서 운동을 하게 되면 에너지를 위해 인체는 지방을 사용하게 된다. 그 결과 심혈관계는 보다 적합한 상태를 유지하면서 동시에 보다 많은 칼로리를 연소하게 된다. 이와 같은 운동강도에서 연소할 수 있는 칼로리의 85 %는 지방이며 이어 탄수화물이 10 %, 단백질이 5 %를 차지한다.

2단계 체지방배출 운동의 요약	
준비운동 및 스트레칭	매회 적어도 5분
바운싱	매일 5분
빠르게 걷기	매주 5~7회 30분
마무리 운동	매회 적어도 5분

팻플러시 프로그램을 실시한 후 큰 성과를 거두었다. 체중을 측정하지 않아서 얼마나 감량했는지는 모르겠으나 자신감을 갖게 되었고 매일 윤기가 나는 피부와 함께 활력이 넘치는 생활을 하고 있다.

– 케이트(Katie Marr)

3단계 운동프로그램

〉〉〉 목표 : 근량의 강화

이제 팻플러시 프로그램의 생활양식단계에 접어들었으므로 1단계 및 2단계 기반 위에서 근량을 강화할 수 있다. 음식물로부터 추가적인 열량공급과 함께 지난 수 주일에 걸쳐 단련해왔던 지구력을 통한 운동프로그램의 범위를 확대할 수 있는 시점에 도달하였다.

빠르게 걷는 시간도 10분을 더 연장하여 매주 5회 총 40분을 할애하게 된다. 이제는 걷는 시간과 대비하여 목표 심박수를 체크해야 할 단계이다. 최대 심박수의 70 %까지 운동강도를 높이도록 노력해야 한다. 최대 심박수를 70 % 또는 그 이상(80 %)까지 높여서 운동을 하게 되면 유산소 운동 수준에 도달하게 되는데 이때 연소되는 칼로리의 절반을 각각 지방과 탄수화물이 차지하게 되며 단백질의 경우 1% 미만이 된다. 이와 같은 심박수 수준에서 심혈관계 및 호흡계의 상태가 개선됨에 따라 혈관의 크기와 수는 증가하게 된다.

신체를 부드럽게 하는 새로운 운동과 함께 생활양식을 마무리하는 단계, 즉 근력운동을 시도해야 하는 것이다.

근력운동 | 근력운동이라고 해서 헤라클레스 같은 힘을 말하는 것이 아니다. 1~2 kg의 아령운동을 하여도 근량을 증가시키는데 도움이 된다. 또한 수면을 취하는 동안에도 근육이 대사를 촉진시키고 칼로리를 오랫동안 소모시킨다는 사실을 기억하자.

여성의 경우 마른 체형의 근량을 유지하는 것이 중요한데 그 이유는 35세가 넘게 되면 매년 113~149 g의 근육이 감소하기 때문이다. 테스토스테론의 고함량은 근육질의 체형과 연관성이 있다. 여성의 경우 근육운동을 하면 실제로 골격근계가 강화될 뿐만 아니라 근육의 부드러움과 힘을 증진하는데 도움이 된다. 근육운동은 적어도 일주일에 2회 또는 격일로 하는 것이 바람직하다. 전문가의 조언을 받아 근력운동을 시작한다. 그러나 개인 트레이너와 계약을 체결할 필요는 없다. 비디오를 빌려보거나 책을 통해 연구하면 된다. 또한 지역에 있는 헬스클럽에서 조언을 받을 수도 있다.

규칙적인 근력운동은 특정한 근육군을 분리시키는 경향이 있다. 적어도 1주 1회는 다른 근육군을 단련시키는데 집중한다. 자신의 근육이 다르게 작용할 수 있도록 시간을 두고 규칙적인 근육운동에 변화를 줄 수 있다.

가벼운 웨이트(1~2kg)를 가지고 운동을 시작할 때는 이미 4.5 kg(목표치)의 웨이트를 들었다고 할지라도 많은 반복 운동이 필요하다. 근량이 증가하면 실제 체중은 전반적으로 불어나지 않는데 이는 근육이 지방보다 무겁기 때문이다. 목표인 체지방이 감소하고 있으므로 근량이 늘어나는 것은 아무런 문제가 되지 않는다. 각종 임상연구에서 근력운동을 하는 여성은 일반적으로 2.2kg의 근육이 늘어나면서 동일한 중량의 지방이 감소한다고 보고되어 있다. 이에 따라 근력운동을 하는 여성의 옷 사이즈는 신체의 바람직한 변화에 따라 줄어들게 된다.

〉〉〉 근력운동을 할 때의 요령

✓ 의복

· 움직임을 방해하지 않는 옷을 선택한다. 실온에 적합한 옷을 입는다.

✓ 신발

· 견인력이 우수하고 편안한 신발을 착용한다.

✓ 수분

· 탈수현상을 피하기 위해선 운동하기 전후에 충분한 양의 수분을 섭취한다. 이에 따라 3단계에서는 허용된 1.3 l의 물을 섭취하여도 좋다. 무덥거나 건조한 날씨에는 운동으로 인하여 땀으로 배설될 양을 보충할 수 있는 충분한 수분을 섭취한다. 일반적으로 체중 45 kg당 1.1 l의 수분을 섭취한다.

✓ 규칙

· 공인된 전문가에 의해 설계된 프로그램을 따른다.

· 각각 다른 날짜에 다른 부위의 근육을 단련시키고 그 사이에 하루를 할애한다. 한 번에 흉부, 어깨 및 이두근을 단련시키고 이어 삼두근을 단련시킨 후 2일 후에 다시 원래의 부위로 돌아온다. 그리고 2일이 지난 후에 하부를 표적화한다.

· 웨이트를 들면서 허리는 직선을 유지한다.

· 적당한 형태로 천천히 웨이트를 들어 올린다.

· 웨이트를 들 때는 숨을 내쉬어 자연스럽게 산소가 근육에 모이도록 한다. 웨이트를 들 때는 숨을 억제하는 것을 피하여야 하는데 이는 뇌혈류에서 혈류의 흐름을 방해하기 때문이다.

· 웨이트는 3~4초간 들고 내릴 때는 더 오랫동안 시간을 유지한다.

· 가벼운 웨이트로 시작하여 총 4.5 kg의 웨이트에 대하여 각 운동 시마다 0.45 kg, 0.9 kg 또는 2.2 kg으로 웨이트의 무게를 증가시킨다.

지방연소능력을 2배로 높이기 위해서 | 웨이트를 들게 되면 에너지를 위해 글리코겐이 사용된다. 따라서 웨이트를 사용한 후엔 빠른 걷기 등과 같이 보다 많은 지방을 연소시킬 수 있는 유산소 운동을 하는 것이 좋다. 웨이트를 든 후에 글리코겐 농도가 낮은 상태에서 유산소 운동을 하게 되면 아침식사 이전에 실시하는 운동에 반응을 나타내는 것

과 유사하게 인체는 에너지 공급을 위해 지방산을 사용하게 된다.

또한 칼로리 소모를 가속시키기 위하여 오후 늦게 근력운동과 빠르게 걷는 운동을 병행하려는 욕심이 생길 수 있다. 오후 3~5시경에 근육과 관절이 유연해진다는 것은 분명한 사실인데 이 시간대에는 기도가 많이 열려 숨쉬기가 보다 쉬워진다. 이와 같은 운동을 병용하면 실제적으로 1분당 많은 양의 칼로리를 연소시키게 된다.

3단계 체지방배출 운동의 요약	
준비운동 및 스트레칭	매회 적어도 5분
바운싱	매일 5분
빠르게 걷기	매주 5~7회 40분
마무리 운동	매회 적어도 5분

수면

여러분은 수면이 체중감소의 주요 구성요소가 아니라고 생각할지 모르나 단적으로 말해서 수면은 체중감소에 큰 영향을 미친다. 인체는 생체시계에 따라 움직이고 있다. 인체의 모든 세포는 이 시계에 의존하여 대사과정을 진행하고 있는데 이 대사과정에는 호르몬 농도, 혈당치, 대사율, 나트륨 및 칼륨 농도, 체온 및 면역기능 등이 포함되어 있다. 이러한 항목은 체중과 밀접한 관련이 있다.

특정한 시간에 잠을 자고 일어나는 것은 정상적인 인체기능을 유지하는데 중요하다. 자신의 생활양식이 생체시계와 조화를 이루지 않는 경우 건강이나 웰빙 및 지향하는 체중감소는 지장을 받게 된다. 즉 인체의 내부센서가 정상적으로 작동을 하지 않음에 따라 실제로 과다반응이 나타나게 된다. 각종 통계에서 수면이 부족한 사람은 정상적인 수면을 취하는 사람보다 약 15 % 이상의 음식물을 섭취하고 있다고 보고되어 있다. 수면을 적절하게 취하지 않는 사람들은 늘 피곤함을 느끼고 있으며, 또한 에너지를 충전하기 위하여 설탕이 많이 들어 있는 "위안을 주는" 식품을 탐닉하게 된다. 그 결과 지방이 축적되기 시작하고 인체는 피로를 통해서 위기가 다가오고 있는 신호를 보내게 된다.

충분한 안정이나 숙면을 취하게 되면 인체 에너지는 회복되고 각종 호르몬은 본래의 기능을 발휘하기 시작한다. 그러나 수면을 충분하게 취하지 않는 경우 인체 에너지는 급감하고 각종 호르몬에 이상을 가져오게 된다. 실제로 시카고대학 연구자들은 수면부족이 기력상실을 초래한다고 경고하고 있다. 또한 일부 과학자들은 불충분한 수면으로 인해 마른 체형의 근육세포가 성장하거나 체지방을 감소시키는 성장호르몬의 분비를 방해하여 이들의 결핍을 유도한다고 말하고 있다.

설상가상으로 불충분한 수면은 코티솔의 분비를 항진시킨다. 2장에서 언급한 바와 같이, 코티솔은 기타 화학물질과 협력하여 지방저장을 도와 중심지방세포를 표적화하고 있다. 이 호르몬은 포도당과 지방산을 방출하여 근육이 에너지를 갖게 하며, 결국 인체가 에너지를 재충전할 수 있도록 식욕을 자극하게 된다. 바쁜 현대인들은 과다한 업무스케줄, 학위 취득, 가족 부양 등으로 인해 잠이 부족한 하루하루를 살고 있으므로 코티솔 농도는 항상 항진된 상태이다. 그 결과

늦은 시간에도 당이 함유된 음식을 찾게 되는데 이는 과다한 코티솔의 분비를 촉진하여 상황을 더욱 악화시키고 있다.

최근들어 새로운 24시간을 준비해야 할 바쁜 현대인들에게 수면부족은 문제가 되고 있다. 늦은 저녁시간까지 24시간 편의점, 슈퍼마켓 또는 대형마트에서 쇼핑을 하는데 분주한 나날을 보내는 것이 일상이 되었다. 또한 인터넷을 통해 은행업무, 학습, 여행일정, 각종 검색, 친구와의 채팅, 신문구독 등을 언제 어디서나 할 수 있는 시대에 살고 있다.

이런 상황에서 2001년 전국수면재단National Sleep Foundation은 상당수의 사람들이 수면부족에 시달리고 있다는 설문조사 결과를 발표하였다. 이 재단에서 실시한 사람들의 생활양식, 수면습관 및 수면상의 문제 등을 조사한 결과를 살펴보면, 많은 사람들이 건강유지와 최대한의 업무수행능력을 위해 필요한 8시간의 수면을 취하지 않고 있다고 보고하였다. 실제로 설문 참가자의 약 1/3 정도는 일일 평균 수면시간이 7시간으로, 5년 전과 비교하여 적은 수면을 취하고 있다는 사실이 밝혀졌다.

특히 가사 노동에 시달리고 있는 현대 여성들의 수면부족은 악순환을 거듭하고 있다. 여성의 수면습관은 흔히 호르몬의 변화, 월경, 자녀출산 및 가정이나 직장으로부터의 스트레스에 의해 영향을 받는다. 뉴욕 의과대학의 수면장애센터 소장 윌스레벤 박사는 "지구상에서 살고 있는 동물 중에 여성은 가장 수면이 부족한 동물이다. 평균 30~60세의 여성들은 평일에 단지 6.4시간의 수면만을 취할 뿐이다. 인체기능이 충분히 발휘되기 위해서는 적어도 8시간의 수면이 필요하다"고 말하고 있다.

팻플러시 수면프로그램

문제는 그리 복잡하지 않다. 인체 내부의 생체시계에 따라 코티솔의 1일 리듬과 조율하는 것이다. 해가 진 후 3시간이 되는 시점에서 코티솔 농도가 가장 낮게 관찰되고 있으므로 이에 해당되는 저녁 10시경에 취침하는 것이 좋다. 또한 8시간의 달콤한 숙면을 취한 후 이른 아침에 코티솔 농도는 피크에 도달하므로 이때 일어나도록 한다.

물론 바쁜 스케줄로 인해 이같은 취침시간을 준수할 수 없다는 것은 충분히 이해가 간다. 따라서 어느 정도 안정을 취하는데 도움이 될 수 있는 몇 가지 취침 시의 요령을 소개한다.

수면시 요령

〉〉〉 피해야할 것 :

· 취침하기 2시간 전에 먹는 것

· 오후 4시 이후 낮잠을 자거나 한 시간 이상을 자는 것

· 취침과 가까운 시간에 운동하는 것

· 침대에서 깨어 있는 것. 잠이 들 때까지 책을 읽거나, 음악을 듣거나 TV를 시청할 것

· 침실의 온도를 너무 높게 유지하는 것

〉〉〉 권장사항 :

· 15~18°C의 서늘한 방에서 취침할 것. 더운 방에서 자게 되면

수면에 장애를 주며 자주 깨어나게 된다. 선풍기나 에어컨을 이용하여 서늘하고 편안한 상태가 유지되도록 한다.

- 침실의 분위기를 평화롭게 하고 수면과 관련된 활동을 할 수 있는 공간으로 만든다.
- 수면을 취하는데 편안한 침대를 이용한다.
- 매일 같은 시간에 잠을 자고 일어나도록 한다.
- 매일 인체의 생체시계를 재충전시키기 위하여 가능하면 햇빛이 있는 곳에서 산보를 한다. 아침시간에 햇빛이 있는 장소(또는 아침에 빛이 밝은 장소)에 있게 되면 저녁에 숙면을 취할 수 있다.
- 따뜻한 물로 목욕을 한다. 각종 연구조사에서 취침하기 약 3시간 전에 40°C의 물에서 15분 동안 목욕을 하게 되면 숙면에 도움이 된다고 보고되어 있다. 인체는 체온의 상승 또는 중심체온의 저하 등으로 취침하는 시간이 된 것을 알려주고 있다.

일지쓰기

이전에도 언급한 바와 같이, 팻플러시 프로그램을 통해 자신을 감시할 수 있는 최선의 방법은 일지를 쓰는 것이다. 일지쓰기는 체중감량의 목표를 달성하는데 도움이 된다. 이와 같은 사실은 체중조절연구조사기관National Weight Control Registry에서 실시된 설문조사에서 밝혀졌다. 이 설문조사에 참가한 사람들은 자신의 체중을 13 kg까지 감량하고 최소 1년 동안 감량 체중을 유지하였는데, 이들 대부분은 일지쓰기가 자신들의 목표달성에 필수적인 것이라고 답변하였다.

일지쓰기를 통해 탐식의 동기부여, 탐식의 유발하는 요인, 탐식과 관련된 진행과정 등을 파악할 수 있었다는 사실은 일지쓰기가 성공적인 체중감량과 깊은 연관성이 있음을 알 수 있다. 문제점을 하나씩 적어 내려가는 과정에서 불안감이 사라지고 자신을 철저하게 연구하게 되는 것이다. 쿠퍼박사는 감정을 동반한 일지쓰기는 실제로 스트레스를 줄여 준다고 주장하고 있다. 또한 스트레스는 체중증가를 유발할 수 있으므로 감정을 통한 일지쓰기는 체중에 대한 체념을 사라지게 하고, 신체적 건강 목표를 달성하는데 일익을 담당하게 된다. 추가로 실시된 임상시험에서도 매일 15분간 일지를 쓰게 되면 스트레스의 강도를 감소시키며 면역계를 76 %까지 활성화시킨다고 보고되어 있다.

이제 동료에 의해 자극을 받았다면 도넛을 들지 말고 팻플러시 일지를 집어 들도록 한다. 일지를 써 내려가는 동안 스트레스도 사라지고 음식에 대한 갈망도 사라질 것이다.

일지쓰기는 음식물, 보조식품, 운동, 수면 및 스트레스 해소에 도움을 주는 것 등의 여러 가지 사항을 추적하는 것 외에도 여러 사실을 포착할 수 있다. 개인적인 관심사, 건강 및 감정의 변화, 탄수화물 음식이나 낙농제품을 다시 섭취하였을 때 특이적 음식물에 대한 반응 및 자신이 행한 보람있었던 행동 등이 해당된다. 무엇보다 중요한 것은 일지쓰기를 통해 자신의 주변에 있는 사람들을 보다 잘 알게 되며 인생에서 가장 중요한 사람인 자신을 파악하는데 큰 도움이 된다는 사실이다.

일지쓰기의 기본사항

일지쓰기의 첫번째 원칙은 "정직은 최선의 전략"에 주안점을 두는 것이다. 따라서 소심할 필요는 없다. 머리 속에 떠오르는 것은 무엇이든지 적어 내려가라. 예를 들어 배고픔을 느낀다면 이를 그대로 기재하는 것이다. 이는 죄가 될 수 없다. 실제로 배고픔을 느끼는 것은 팻플러시 프로그램 1단계를 실시하는 과정에서 전형적으로 나타나는 반응이다.

콧물, 소화계의 과민반응 또는 피부이상 등의 다른 반응도 나타날 수 있다. 이들 반응에 대하여 신경쓰지 말자. 이와 같은 부작용들은 좋은 신호이며 비정상적인 것이 아니기 때문에 나타난 대로 적어 내려가면 된다. 이제 신체가 깨끗해지고 체지방 배출효과가 나타난다는 증거이기 때문이다.

일지쓰기는 다른 음식물을 추가하기 시작할 때(2단계 및 3단계) 특히 도움이 된다. 음식물에 대한 각종 부작용, 예를 들면 가스, 배의 불쾌감, 졸음, 두통, 경련은 일반적으로 나타나는 것으로 음식물을 섭취한 후 10분에서 12시간 사이에 발생할 수 있다. 이러한 형태의 부작용을 솔직하게 적어감에 따라 체중증가와 관련된 음식물의 종류를 확인하여 체중감량 목표에 도달할 수 있다.

팻플러시 프로그램을 실시하는 사람들은 발생한 모든 사항을 그대로 기록하므로 휴대하면서 기록하도록 한다.

일지를 적어 내려가면서 가슴에 새길 가장 중요한 사항은 자신에게 친절해야 한다는 것이다. 자신을 질책하지 않는다. 과거에 기재한 내용을 보면서 그 당시 느꼈던 감정을 생각해 본다. 이런 과정은 자신이 누구이며 지나칠 뻔 했던 자신의 긍정적 일면을 확인하는데 도움이 될 것이다. 또한 가장 좋은 친구는 자기 자신이란 점을 다시한번 확인하게 될 것이다.

일지 쓰는 방법

일지쓰기에는 여러 가지 방법이 있다. 노트북을 이용하거나, 저렴한 수첩을 사거나 컴퓨터에서 저널페이지를 설정하여 이를 프린트한 후에 다양한 색상의 폴더에 삽입하는 것이다.

1일 일지를 쓸 때 특히 도움이 되는 유형이 있지만 자신에게 맞는 유형을 선택해도 무방하다. 일지쓰기의 한 예를 참고할 수 있도록 본 장의 맨 끝에 제시하였다. 각 유형에는 충분한 여백이 있으므로 기재하고 싶은 사항을 써 내려갈 수 있다. 또한 정확한 기록를 위해 모든 페이지에 날짜를 기입한다.

✓ 단계

· 각 일지의 상단에 팻플러시 프로그램의 단계별로 제목을 붙인다.(예: 체중감량의 가속화, 진행중인 체중감량 또는 생활양식 등을 들 수 있다.)

✓ 목표.

· 팻플러시 프로그램의 단계별로 목표를 설정하는데 이는 엉덩이 사이즈를 줄인다거나, 옷장에 걸려있는 가장 좋아하는 옷을 입거나, 또는 허벅지와 둔부에 돌출된 셀룰라이트를 제거하는데 도움이 된다. 각 단계에서 가장 중요한 것을 결

여성 · 연령: 25~59세 · 체중: 체형별 (의복무게: 1.3 kg, 신발: 2.5 cm)			
신장(cm)	작은 체형 (kg)	중간 체형 (kg)	큰 체형 (kg)
148	46 - 50	49 - 54	53 - 59
150	47 - 51	50 - 56	54 - 61
152	47 - 52	51 - 57	55 - 62
155	48 - 53	52 - 58	56 - 63
158	49 - 54	53 - 59	57 - 64
161	50 - 55	54 - 61	59 - 67
165	51 - 58	56 - 62	61 - 68
168	53 - 59	58 - 64	62 - 70
170	54 - 60	59 - 65	63 - 72
174	56 - 62	60 - 67	64 - 74
177	57 - 63	62 - 68	66 - 76
180	59 - 64	63 - 69	68 - 77
183	62 - 68	67 - 73	72 - 81

남성 · 연령: 25~59세 · 체중: 체형별 (의복무게: 1.3 kg, 신발: 2.5 cm)			
신장 (cm)	작은 체형 (kg)	중간 체형 (kg)	큰 체형 (kg)
158	58 - 60	59 - 64	63 - 68
161	59 - 62	60 - 65	64 - 69
165	60 - 63	61 - 66	65 - 71
168	61 - 64	62 - 67	65 - 73
170	62 - 65	63 - 68	66 - 74
174	63 - 66	64 - 70	67 - 76
177	64 - 67	66 - 71	69 - 78
180	65 - 68	67 - 72	70 - 80
183	67 - 72	70 - 77	74 - 85
186	69 - 74	72 - 79	76 - 87
189	70 - 76	74 - 81	78 - 89
192	72 - 78	76 - 82	80 - 91
195	73 - 80	78 - 85	82 - 94

정한다.

목표를 설정하고, 이를 구체화하여 목표에 따라 프로그램을 실시한다. 수천명을 대상으로 한 나의 경험에 비추어 볼 때 목표를 설정한 사람들은 상당한 성과를 얻고 있다. 이들은 자신의 신체기능에 만족감을 나타내며 업무처리능력도 향상된다. 목표를 지향하는 사람들은 자신감에 차있으며, 걱정거리에도 신경을 쓰지 않고, 집중력을 나타낸다.

현실적인 목표를 설정하여 자신에게 관대해지도록 노력한다. 40세의 여성이 25세로 보일 수는 없다. 자신의 나이, 인생의 단계 및 체형에 따른 목표를 설정한다. 남성과 여성의 평균체중을 측정할 수 있는 체형별 차트를 참조한다.

✓ 보상

· 자신의 헌신적 노력이 인정을 받고 있다. 이제 각 단계에 목표에 도달하는 자신에게 보상하는 방법을 생각해야 한다. 기대하고 있었던 것, 예를 들면 매니큐어나 페티큐어, 새 옷 구입 또는 특별한 것을 선택한다. 바쁜 스케줄에서도 촛불을 키고 음악이 흘러나오는 욕탕에서 거품목욕을 하는 것 등을 상상해보자.

✓ 음식물, 음료 및 스낵

· 섭취하고 있는 모든 것, 예를 들면 롱라이프 칵테일 및 레몬주스를 넣은 온수를 포함하여 모든 스낵 및 음식물을 적어

내려간다. 모든 음식물을 기재하게 되면 "주의해야 할 음식"을 선정하는 타당한 이유를 발견할 수 있다. TV나 책을 보면서 먹는 습관을 지양하고 식사시에는 오직 식사에 전념한다. 식탁을 준비하고 시각적으로 음식물에 호감이 갈 수 있는 분위기를 연출한다. 음식물을 씹을 때마다 맛을 음미한다. 무관심하게 또 한 그릇을 우적우적 먹고 있는 중에 "지금"이라고 생각하면 배가 찼다는 생각에 과식하는 것을 피할 수 있다. 우선 자신의 식습관을 알고 있으면 먹고 있는 이유를 알게 될 것이다. 그런데 그 이유가 감정적인가 또는 육체적인가? 이유를 확인하고 일지에 이를 기재하면 배고픔에 숨어 있는 이유를 알아낼 수 있을 것이다.

✓ 보조제

· 자신이 먹고있는 보조식품과 그 양을 일지에 기재한다. 종합비타민을 복용한 적이 있는가? GLA, CLA인가? 체지방연소 물질인가?

✓ 1주 마다 측정

· 1주 1회 흉부, 허리, 히프 및 허벅지를 측정한다. 팔꿈치 위를 측정하는 사람도 있다. 중요한 것은 몸 사이즈를 줄여야 날씬함을 유지할 수 있다는 사실이다. 2.5 cm를 줄일 수 있는 것이 진정한 체지방 감량이며 또한 다이어트의 성과를 평가할 수 있는 방법이다. 체중계의 눈금은 월경주기로 인해 상하로 움직일 수도 있다.

· 스스로가 수치에 꼼꼼한 사람이라면 비만의 정도를 나타내는 체질량지수(BMI)를 측정해 본다. 이 단순한 평가방법은

는 체질량지수(BMI)를 측정해 본다. 이 단순한 평가방법은 신장과 체중의 측정치로 정상, 과체중 또는 비만을 판정한다. 운동선수나 근육질인 사람의 경우는 근육량에 따라 BMI의 수치가 높아지므로 예외가 된다.

요령 BMI 수치계산법 = 체중 / 신장(m^2) / 신장(m^2)
예 : 신장이 170 cm, 체중이 75 kg일 때 BMI 수치는 75 / 1.7 / 1.7 = 25.95(비만 1단계 중등도 위험)

분류	BMI(kg/m²)	비만관련의 위험
저체중	<18.5	낮음
정상체중	18.5~22.9	보통
과체중	≥23.0	
위험체중	23.0~24.9	위험 증가
비만 1단계	25.0~29.9	중등도 위험
비만 2단계	>30	고도 위험
비만 3단계	≥ 40.0	극심한 위험

✓ 생각나는 음식

· 음식과 관련된 내용은 무엇이든 기재한다. 예를 들어 머리속에 음식물을 생각하며 오후를 보내지 않았는가? 탄수화물 음식(2단계)이나 낙농제품(3단계)을 추가한 후에 졸리거나 피곤하지 않았던가? 설탕이나 카페인에 금단증상을 경험한 적은 없는가? 팻플러시 프로그램을 따르지 않았던 사실이 있는가?

✓ 건강 및 웰빙에 관한 기록

· 월경은 규칙적으로 하고 있는가? 피부가 깨끗해지고 윤기가 있는가? 장의 움직임이 규칙적인가? 감정상태가 평안하고 불안감을 느끼지 않으며 활기찬 생활을 하고 있는가? 기분의 두드러진 변화는 없는가?

✓ 운동상태

· 몇 분 정도를 걷고 있는가? 근력운동은 어느 정도 하고 있는가? 운동을 하고 있는 과정이나 이후에 느끼는 감정은 무엇인가? 시간이 갈수록 편안함을 느끼는가?

✓ 수면시간

· 저녁 10시경에 취침하여 8시간의 수면을 취하고 있는가?

✓ 소감

· 이 항목에서는 자신과 관련된 일이나 가족, 체중감량, 스낵에 대한 욕망을 기탄없이 표출할 수 있다. 어느 누구도 비난할 수 없는 자신만의 공간이다. 몇 일이 지난 후에 다시 이를 생각해 본다. 자신을 알고 점검할 수 있는 좋은 방법이다.

✓ 1일 결산

· 오늘의 책임량을 100 % 달성은 못했어도 자신이 한 일을 생각해보고 좋은 점은 기꺼이 수용한다. 자신이 발견한 긍정적인 면에 대해서는 자긍심을 가지고 자신을 칭찬한다. "오늘 이 일은 참 잘했다 : ____"를 기재하고 공백을 채워나간다. 아무리 작은 일이라도 바람직한 것으로 받아들이는 습관은 곧 놀라운 성과를 성취할 수 있다.

팻플러시 일지

〈예〉

1단계

· 1단계 목표 : 2.7kg 감량으로 내가 가장 좋아하는 블루진을 입을 수 있다.

· 1단계에 대한 보상 : 미용실에서 나를 위한 투자

· 날짜 : 10월 8일

식사, 음료 및 스낵

· 깨어날 때 : 롱라이프 칵테일 마심

· 조식하기 전 : 250 ㎖의 온수와 레몬주스를 마심

· 조식 : 블루베리 스무디를 만듬

· 오전 중간쯤 : 스낵 삶은 계란

· 중식하기 20분전 : 250 ㎖의 크랜베리 수

· 중식 : 강한 불에서 볶은 쇠고기(복초이, 버섯 및 콩나물이 첨가된 114g의 기름기 없는 쇠고기), 풍미를 위해 생강과 카옌을 첨가함. 약간의 무, 샐러리, 신선한 파슬리 및 오이를 첨가한 빨간 잎 샐러드. 드레싱을 위해 아마씨유 1 큰술을 넣다. 또 250 ㎖의 크랜베리 수를 마시다.

· 오후 중간쯤 : 크랜베리 수 2잔을 마시다(각각 250 ㎖)

· 4시경에 스낵 : 배 1개를 먹다.

· 석식하기 20분전 : 250 ㎖의 크랜베리 수

· 석식 : 노란 호박, 아스파라거스, 신선한 실란트로를 첨가하여 커민과 시나몬 향기가 나는 에그플란트를 만들다. 약간의 마늘이 들어 있는 야채즙을 넣고 채소볶음을 만들다.

· 밤중 : 롱라이프 칵테일을 마심

· 보조제 먹음

치수

- 흉부/가슴 : 36인치
- 허리 : 27인치
- 히프 : 28인치
- 허벅지 : 22인치

생각나는 음식 | 친구들과 함께 오후 휴식을 즐기는 동안 누군가 특별한 금요일 스낵, '코코넛 크림'을 가지고 왔다. 먹고는 싶었으나 팻플러시 프로그램에 있는 간식으로 만족하였다.

건강 및 웰빙에 관한 기록 | 피부색이 이전보다 좋아졌으며 남편도 피부가 좋아졌다고 축하해 주었다. 오늘은 활력이 넘치는 날이었다. 오후 중간쯤에 졸음을 느꼈으나 넘치는 에너지로 이를 날려보냈다.

운동상태 | 아침 잠에서 깬 후에 걷기 운동을 했다. 점점 편안해지는것 같고 정신도 맑아서 하루를 준비하는데 문제가 없었다.

수면시간 | 저녁 10시에 잠을 잤다. 방안이 선선하여 8시간을 자는데 아무런 문제가 없었다.

느낌 | 한 동료가 내 자리로 와서 몸매를 뽐내기에 그녀와 언쟁을 벌였다. 기분이 나빠진 나는 사무실을 나와 자동판매기로 갔다. 쿠키와 캔디바가 먹고 싶어졌으나 발길을 돌려 잠시 동안 걸었다. 참으로 잘했다. 분노가 사라지고 다시 마음을 가다듬는 계기가 되었다. 설탕이 있는 음식을 먹지 않게 되었다!

1일 결산 | 오늘 설탕이 들어 있는 스낵을 2번씩이나 먹고 싶었으나 그 유혹을 참아냈다.

8

CHAPTER

외식할 때 지켜야할 사항

The Fat Flush Away from Home

8

외식할 때 지켜야할 사항

지구상에서 만들어진 모든 의약품에서
음식물이 으뜸이다.
–로버트 맥케리슨 경

우리는 패스트푸드와 함께 생활하고 있다. 또한 외식은 생활의 일부분이 된지 오래다. 현재 미국은 약 17만개의 패스트푸드점이 있고 3백만대의 자동판매기에 소프트드링크가 전시되어 있으며 가정에서도 식비 50 %를 외식하는데 쓰고 있다. 식품업계에서는 매년 판촉비로 110억 달러 이상을 아낌없이 투자하고 있다. 2000년 1,2월호 건강보고서Public Health Reports는 "미국인들은 영양가가 낮은 인스턴트 음식에서 한 발짝도 떼지 못하고 있다"고 주장하였다.

그러나 약간의 노하우로도 패스트푸드의 늪에서 팻플러시 프로그램을 밀고 나갈 수 있다. 우선 최선의 음식물을 선택할 수 있는 기본적인 로드맵을 터득하여야 한다. 여기서 말하는 로드맵은 복잡하지 않고 극히 단순한 것이다. 이 로드맵은 올바른 단백질, 친화적인 탄수화물 음식 및 체지방을 연소하는 지방을 토대로 하여 설정한 팻플러시 프로그램의 식품으로 구성된다. 따라서 앞으로 달걀, 기름기 없는 붉은 고기, 생선, 채소, 샐러드, 과일 및 약간의 버터를 주식으로 해야 할 것이다. 다행스럽게도 이런 음식들은 쉽게 구입할 수 있다.

그러나 편리함은 어김없이 대가를 지불해야 한다. 주의를 기울이지 않을 경우 한끼의 패스트푸드 식사로 하루의 염분과 칼로리를 전부 섭취하게 될 수도 있다. 따라서 패스트푸드 음식점에서 팻플러시 프로그램을 실시하는데는 약간의 어려움이 따른다. 한편 최근 많은 패스트푸드점에서는 가정용 식사로 훈제 치킨과 같은 건강에 유익한 음식을 제공하고 있다. 팻플러시 프로그램의 3단계에서는 1단계, 2단계보다 많은 음식물을 소개하고 있으므로 3단계에 참가한 사람들은 외식할 때 음식을 고르기가 보다 수월할 수 있다.

외식할 때 유의해 할 사항으로는 '특정한 음식은 피한다, 대체할 수 있는 음식을 생각해낸다, 허용가능한 한도 내에서 음식물을 섞어 먹는다, 아마씨유 또는 아마씨 드레싱을 항상 휴대한다' 등을 들 수 있다.

팻플러시 프로그램을 실시하는 과정에서

패스트푸드점에 있든 고급 레스토랑에 있든 음식물을 어떻게 선택하느냐에 따라 체지방연소를 증가시키거나 반대로 체지방저장을 야기시킬 수 있다. 이는 완전히 자신에게 달려있다.

외식할 때 가장 어려운 과제는 트랜스 지방의 덫을 피하는 것이다. 트랜스 지방이란 간을 응고시키고 체중조절을 방해하는 경화유, 정제 오일, 마가린 및 튀긴 음식 등을 말한다. 트랜스 지방은 트랜스 지방산을 함유하고 있으므로 이에 대한 섭취를 엄격히 피해야 한다. 트랜스 지방이 들어 있는 일반적인 음식의 예로는 패스트푸드 비스켓, 덴마크 패스트리, 초코렛 칩 쿠키, 머핀(컵 또는 롤형으로 구운 케이크), 프랑스식 감자튀김, 튀긴 양파 링, 정제치즈, 마요네즈, 타르타르 소스(생선 요리용의 마요네즈 소스) 및 치킨 너깃 등을 들 수 있다. 이들 음식은 어느 곳에서나 쉽게 접할 수 있는 것이다.

트랜스 지방에 대한 인체의 내성이 어느 정도인지는 아무도 모르지만, 전문가들은 1일 섭취량이 2 g을 초과하지 않도록 권장하고 있다. 문제는 가장 인기가 있는 패스트푸드에 다량의 지방산이 함유되어 있다는 사실이다. 실제로 뉴욕타임스는 영양전문가인 에니그 박사의 말을 인용하여 부분적으로 경화유를 사용하여 조리된 프랑스식 감자튀김에 무려 8 g의 지방산이, 통상적인 후라이드 치킨에 10 g, 56 g의 모방치즈imitation processed cheese에 8 g이 함유되어 있다고 보고하였다.

가급적 섭취를 피하여야 하는 트랜스 지방이나 포화지방산은 크림 치즈 소스나 드레싱에도 들어 있는데 이들 음식에는 다량의 소금과 설탕이 관찰되고 있다. 따라서 이러한 해로운 지방산을 인체에 유입하지 않기 위해서는 레스토랑의 드레싱을 사용하는 대신에 샐러드에 레몬(또는 라임)을 쳐서 '레몬화 샐러드'를 만드는 것이 바람직하다.

경험에 비추어 볼 때 팻플러시 프로그램의 3단계에 있는 사람들은 크림이 있는 음식물에 와인(알코올은 요리 중에 휘발됨) 또는 레몬을 친

소스, 그렇지 않으면 지방이 과다한 치즈나 토마토 소스를 사용하기보다 마리나라(토마토, 마늘, 향신료로 만든 이탈리아 소스)를 선택하여야 한다. 이와 유사하게 매일 크림수프를 먹는 습관은 버리도록 한다. 채소나 토마토로 만든 소스를 사용하면 지방이 과다하게 축적되는 것을 예방할 수 있다. 프로그램의 3단계에서는 적절한 운동과 함께 매일 친화적 탄수화물을 섭취하기 위하여 콩 수프를 즐길 수 있다.

대부분의 시판용 마요네즈 제품은 부분적으로 경화성 콩기름으로 제조되므로 마요네즈(3단계에서 1 큰술은 허용됨)는 섭취하지 않는 것이 좋다. 또한 코울슬로(다진 양배추 샐러드)나 감자 샐러드 뿐만 아니라 삼치, 달걀, 새우 및 닭고기를 이용한 샐러드에도 마요네즈가 함유되어 있다. 집에서는 비경화성, 무트랜스 지방의 콩기름을 사용할 수 있다. 시판되고 있는 마요네즈 대신에 겨자 또는 요구르트를 사용하는 것은 어떨까? 살사(멕시코 요리에 쓰이는 매운 칠레 소스), 과카몰리(아보카도를 으깨어 토마토 · 양파 · 양념을 더한 멕시코 소스, 샐러드) 또는 후머스(이집트콩을 삶아 양념한 중동 음식)에 레몬주스 또는 신선한 레몬을 가미하면 자신의 미각을 만족시킬 수 있다. 또한 이들 소스류는 트랜스 지방인자를 함유하지 않는다.

곡물에 역행하는 것

빵, 머핀, 크래커, 롤빵과 같은 밀가루 사용 음식은 섭취하지 않도록 노력한다. 그러나 대부분의 패스트푸드점에서 이를 고수하기란 거의 불가능하다. 또한 파스타를 주식으로 하는 경우 특히 어렵다. 펜네(짧은 대롱 모양의 파스타 양끝이 펜촉 모양으로 비스듬히 잘림), 앤젤헤어(가라비 관자와 샤프란으로 맛을 낸 파스타), 지티(길이, 굵기가 중간 정도인 속이 빈 파스타), 스파게티 또는 마카로니, 파스타 등은 거의 흰색의 밀가루로 만든 것이다. 이처럼 단순한 탄수화물로 만든 음식물은 혈중에서 신중하게 흡수되어 포도당을 방출하고 지방을 축적시키는 인슐린 농도를 급격하게 상승시킨다. 따라서 가능하면 배아, 껍질 등을 제거하지 않은 갈색 빵 등을 주문하도록 한다. 누룩반죽의 경우 파스타와 마찬가지로 흰색의 정제밀가루로 만든다는 사실을 기억할 필요가 있다.

생명의 지방

팻플러시 프로그램에서는 모든 지방을 금기시하고 있는 것은 아니며 일부 지방은 건강에 좋은 것도 있으므로 유익한 지방이 들어 있는 음식물을 선택하도록 한다. 올리브 기름과 참기름은 프로그램의 3단계에서 선택할 수 있는 지방이다. 특히 각국의 음식점(예: 이탈리아, 그리스, 스페인, 중국, 태국 등)에서 이러한 식용유를 사용하고 있다. 레몬과 일부 발사믹 식초(검고 들큼한 이탈리아 식초)는 외식할 때 사용할 수 있는 가장 우수한 샐러드 드레싱이다. 따라서 소스를 주문할 때 여분으로 주문하여 약 1 큰술을 사용한다. 샐러드 뿐만 아니라 주요리에 듬뿍 쳐서 먹는다.

해산물은 오메가-3 지방산이 풍부하게 들어 있다고 알려져 있으므로 다양한 종류의 어류와 해산물을 선택할 수 있다. 물론 오메가-3 지방산이 함유된 어류 중에서 연어(대서양 및 태평양 연어)는 수위를 차지하고 있다. 연어와 같이 오메가-3 지방산이 풍부하게 들어 있는 생선으로는 고등어, 송어, 넙치무리, 대구, 해덕대구, 참치, 멸치 등이 있다. 낮은 단계의 멸치는 오메가-3 지방산을 연소시키는 능력이 강하다. 연어와 기타 어류에 다량의 신선한 마늘(무염류)과 양파를 넣고 술을 첨가하여 석쇠에 굽는다. 일본이나 중국 음식점에서는 일부 요리에 콩기름을 넣고 센 불에 빨리 익히는 방법을 사용하고 있는데 이것도 본 프로그램에서는 허용된다. 또한 본 프로그램에서 권장하는 멕시코 요리는 과콰몰리인데 올리브 오일과 유사하게 유일한 단불포화지방을 함유하고 있다. 이 소스는 신 크림이나 지방이 많은 치즈 대신에 사용할 수 있다. 음식물에 레몬을 쳐서 먹는 것은 지방의 함량을 줄여 신진대사에 도움이 될 수 있다는 사실을 기억하기 바란다.

주요리

오메가-3 필수지방산을 함유한 생선, 해산물, 가금류, 쇠고기, 양고기 및 송아지 고기 이외에도 매주 2~3회 템페(콩을 거미줄곰팡이속의 균에서 발효시켜 만든 인도네시아의 음식)나 두부를 섭취할 수 있는데 이를 석쇠에 굽거나 쪄서 요리하면 가장 맛있게 먹을 수 있다.

주요리는 샐러드와 함께 먹게 되는데 이때 크루톤(샐러드 장식용의 가미된 말린 빵조각)이 추가된다. 크루톤은 준비된 샐러드 드레싱과 마찬가지로 경화유를 사용하여 만든다. 찐 채소(염분이 적은 것) 및 2단계 및 3단계에서 허용되는 친화적 탄수화물 음식(예: 조리된 당근, 완두콩, 약간의 구운 감자, 검은 쌀 또는 버터와 함께 소량의 아마씨유를 가미한 옥수수)은 올바른 선택이다. 식사를 할 때 향미증진제로 구운 마늘, 파슬리, 차이브, 부추 또는 양파조각를 별도로 주문하는 것도 바람직하다.

아침식사 시에 삶은 계란이나 반숙을 함께 먹거나 양파, 시금치 등의 짠맛이 없는 다량의 채소를 오믈렛으로 만들어 먹는 것도 올바른 선택이 된다. 또한 훈제한 연어, 칠면조 소시지, 커티지 치즈 및 토마토를 넣은 2~3 조각의 스위스 치즈는 고나트륨 등으로 바람직하지 않지만 섭취할 수 있는 음식물이다.

자신이 아직 프로그램의 1, 2단계에 있는데도 미정백 시리얼을 원한다면 커티지 치즈(1 큰술)를 섭취하여 단백질과 지방을 보충한다. 그러면 탄수화물 음식을 갈망하지 않게 된다. 이와 같은 음식이 보충되지 않는 경우 설탕이나 카페인이 들어 있는 음료(예: 커피, 차, 콜라)를 마시게 되면 1시간 경과 후에 또 기분증진제를 원하게 된다.

카페인이나 청량음료에 대한 진실을 소개하면 다음과 같다. 녹색차는 페놀계 항산화제로서 일부 종양에 효과가 있는 기적의 음료로 알려져 있으나 이 책에서 내가 계속 반복하여 주장한 것처럼 '카페인은 카페인'이다. 170 g의 녹차 및 추출커피에 카페인이 각각 35 mg, 100 mg이 들어 있다. 또한 대부분의 차에는 고함량의 구리가 들어 있는데, 이 미네랄은 에스트로겐과 공조하여 에스트로겐과다증과 수분저류를 유발하게 된다.

프로그램의 3단계에 있는 경우 박하 또는 하이비스커스 차 등의 허브차를 선택하는 것이 바람직하다. 또한 항산화제로서 균형있는 혈당치를 유지하는데 도움이 되는 민들레 또는 루이보스티rooibos tea를 선택할 수 있다. 루이보스티는 남아프리카 원주민들이 즐겨 마시던 것으로, 원주민어로 '루이'는 '붉다'는 뜻이고, '보스'는 '덤불'을 의미한다. 루이보스는 남아프리카공화국의 케이프타운 서쪽에 있는 세다르버그산맥의 450 m 이상 고산지대에서 자라는 침엽수이다. 심은 지 3년이 지나면 키가 1.5~2 m 정도 되고, 뿌리는 약 4 m에서 7,8 m까지 자란다. 루이보스티는 100여 년 전에 유럽에 전파되었으며, 현재 미국, 일본 등 20여 개국에 보급되어 있다. 카페인이 없어 아이들도 마실 수 있으며, 철과 칼슘 등 미네랄이 풍부하다. 또 SOD superoxide dismutase 성분을 많이 함유하고 있어 항산화작용이 뛰어나다. 알레르기 증세 완화, 노화방지, 피부미용 등에도 효과가 있다.

팻플러시 프로그램에서 권장하는 두 번째 차는 혼합 허브녹차인데 각종의 허브가 들어 있으므로 카페인을 감소시키게 된다(항산화제 작용을 나타내는 허브차 : Tazo Om/Green Ginger, The Republic of Tea Morocan Mint 또는 Celestial Seasonings Green Tea).

아이스티iced tea에는 많은 양의 설탕이나 아스파탐이 들어 있으므로 이를 피하기 위해서는 레몬이나 라임이 포함된 온수를 주문한다. 현재 레몬이나 라임을 이용한 각종의 차가 개발되어 있다. 이러한 차들은 여러분의 기호를 충분히 만족시킬 수 있다고 생각한다.

패스트푸드

외식을 할 때는 특히 프로그램의 원칙에 적합하지 않는 음식이 많으나 본 프로그램의 3단계에 있는 사람에게 허용가능한 음식이 있다. 그러나 패스트푸드 샌드위치를 먹을 때는 현실을 직시하여 빵은 먹지 말고 반 정도의 피타브래드pita bread 만을 먹는다. 빵과 피타브레드는 흰색의 밀가루로 만들어져 있기 때문이다.

프로그램에 참가한 사람들이 튀긴 음식을 찾는 경우 통째로 구운 닭고기나 칠면조 고기가 적합한데 고기가 회전하면서 구워지는 동안 기름기가 빠지기 때문이다. 이때 레몬과 함께 샐러드와 찐 채소가 나오면 식욕은 배가될 것이다.

대부분의 패스트푸드는 포화지방의 함량이 높다. 예를 들어 베이컨과 샐러드 드레싱의 지방 함유율은 75 %, 치즈케이크는 70 %이다. 또한 튀긴 새우, 튀긴 닭고기의 가슴과 다리, 베이컨 치즈버거, 고기와 달걀이 들어간 크로와상croissant 및 타코 샐러드에는 60 %의 지방이 함유되어 있다.

적극적으로 물어본다

식사를 주문할 때는 수줍어하지 말고 당당하게 "버터나 마가린을 사용하고 있습니까?" 또는 "이 음식에 어떤 재료가 들어갑니까?"라고 물어 보아야 한다.

궁금한 조리법에 대해서도 질문하여 튀긴 음식에 대한 거부감을 표시 해야한다. 또한 짠맛이 나지 않는 채소의 종류에 대해서도 묻고 찐 채소인가를 확인한다. 내 경우에는 메뉴를 보고 주문하지 않은 음식에 어떤 종류의 채소가 들어 있는 가를 묻고 주문한 음식에 포함시켜줄 수 없는 가를 물어본다. 이에 따라 신선한 푸성귀를 접할 수 있게 된다.

석쇠에 구운 주요리에 마가린이나 마요네즈가 들어가는 것을 원하지 않는다고 분명하게 밝히는 것이 바람직한데 이는 트랜스 지방의 섭취를 피하기 위한 것이다. 그러나 프로그램의 3단계에 있는 사람들에게 약간의 버터는 허용가능하다.

다른 나라의 요리

팻플러시 프로그램에서는 이탈리아, 중국, 멕시코, 프랑스, 일본, 중동, 인도, 태국 등의 음식도 즐길 수 있다. 또한 특별한 행사가 있을 때 케이준과 크레올 요리도 맛볼 수 있다. 일부 사람의 경우 향신료가 많이 첨가된 음식을 섭취하면 수분저류를 유발할 수 있다.

이탈리아

이탈리아 음식의 경우 파스타, 콩, 맛있는 마늘빵 등의 요리에 탄수화물이 많이 들어 있으므로 주의를 요한다. 따라서 가급적 빵의 섭취량을 줄이도록 한다. 실제로 허기를 느낄 경우 애피타이저(포토벨로 버섯 또는 아티초크)를 바로 주문한다. 시저샐러드는 프로그램에서 추천하는 최고의 애피타이저이다. 이때 크루톤(샐러드 장식용의 가미된 말린 빵조각)을 주문하지 말고 드레싱을 한쪽 측면에 얹는다. 멸치 맛을 안다면 적극 권한다. 멸치는 약간 짜지만 오메가-3 지방산이 풍부하게 들어 있는 생선이다. 이탈리아 음식점에서는 다른 곳에서는 맛볼 수 없는 다양한 종류의 채소가 등장하고 있는데 그 예로 호박, 후추, 콜리플라워, 가지 및 스파게티호박 등이 있다. 또한 풍성귀 또는 에스캐롤도 있다. 이들 채소에 양파, 신선한 마늘을 넣고 올리브 오일이나 치킨즙을 친 후에 볶은 음식은 맛있으며 또한 팻플러시 프로그램과 극히 친화적인 음식이다.

각종 치즈(예: mozzarella, ricotta, provolone)도 빼놓을 수 없다. 팻플러시 프로그램의 라이프스타일 단계에 있는 사람이라면 이러한 치즈는 맛을 내는 조미료 정도로 사용하는 것이 바람직하다. 또한 올리브 오일, 마늘, 잣, 파르메산 치즈등을 섞어 페이스토를 만들어 먹을 수도 있다. 페이스토를 접시 옆에 두고 큰술로 2~3회 떠먹는다. 고급 이탈리아 음식점이라면 송아지 구이도 빼놓을 수 없다(Marsala, piccata 또는 scaloppini). 이탈리아 음식은 기름기가 많으므로 과다한 오일을 유화시킬 수 있는 각종 레몬을 쳐서 먹는 것이 좋다.

중국

중국 음식점에서는 비교적 간단하다. 음식을 주문할 때 글루타민산소다MSG(화학 조미료), 설탕, 소금 또는 간장을 빼달라고 요청하면 된다. 만약에 이러한 조미료를 원한다면 식탁에 있는 간장을 첨가할 수 있다. 주문한 음식에 참기름이나 땅콩기름 이외의 기름을 사용하였다면 이를 쪄서 가져올 것을 요청한다. 내 경우에는 쇠고기, 닭고기, 해산물, 깍지 완두를 곁들인 두부, 마름, 콩나물, 브로콜리, 양파, 죽순 및 복초이(배추) 등으로 만든 닭고기 육수를 사용하여 센 불에 볶은 요리를 항상 주문하고 있다.

자신이 라이프스타일 단계에 있거나 채식위주의 식사를 원한다면 채소와 쌀로 만든 당면에 채소즙을 넣어 강한 불에 볶은 요리를 주문할 수 있다. 당면을 뺄 수도 있다. 이 음식에 찐 채소를 넣고 양파, 마늘, 5가지 종류의 중국 향신료 분말 및 계피를 곁들이면 이국적인 향취를 느낄 수 있다. 중국음식점에서 대부분의 수프는 계란탕을 포함하여 옥수수 녹말을 사용하고 있으므로 수프는 생략하는 것이 바람직하다. 면종류의 음식이나 닭고기, 새우 또는 기타 해산물과 함께 당면을 먹는 것도 즐거운 일이다. 굴과 검정콩 소스는 염분이 많으므로 수분저류를 유발할 수 있다. 그 대신에 매운 겨자, 다진 마늘, 양파, 5가지 종류의 중국 향신료 분말 중 일부를 사용해 보자.

'행운과자fortune cookie'라 불리는 옛날 중국의 금궤처럼 생긴 작고 바삭한 과자인데 미국의 중국음식점에서 식사를 마치면 흔히 가져다 준다. 후식이라기보다 가벼운 재미를 목적으로 한다. 반으로 쪼개면 작고 가느다란 종이가 나온다. '행운의 메모fortune slip'라고 하는 이 종이에는 운세, 격언 등이 적혀있다. 젓가락도 사용해도 보자. 음식물의 먹는 속도를 지연시켜 소화를 돕게 된다.

멕시코

팻플러시 프로그램의 1단계 또는 2단계에 있는 사람이라면 주식으로 토르티야(멕시코 지방의 둥글고 얇게 구운 옥수수빵)가 제공되지 않는 닭고기, 새우 또는 쇠고기를 먹는다. 양파, 토마토 및 후추를 넣거나 마늘 냄새와 함께 올리브 오일을 첨가하여 볶은 생선(베라쿠르스 도미), 닭고기 또는 쇠고기를 주식으로 하여 먹는다. 자신이 라이프스타일 단계에 있다면 맛있는 멕시코 수프(검정콩 수프)도 애피타이저로서 충분할 것이다. 이에 만족하지 않는다면 다량의 신선한 레몬주스 또는 라임주스와 함께 과콰몰리(아보카도를 으깨어 토마토, 양파 양념을 더한 멕시코 소스, 셀러드로서 비포화지방산을 함유)를 시식해 보는 것은 어떨까? 살사(멕시코 요리에 쓰이는 매운 칠레 소스)는 가장 좋은 소스가 될 것이다. 조미료로 소량의 신 크림과 치즈를 여기저기 뿌려보는 것도 하나의 흥취를 불러일으킨다. 자신이 정통 멕시코 음식점을 찾았다면 스코시 블로섬(게살을 각종 야채와 함께 주먹만한 크기로 잘 튀긴 것), 히까마jicama(구근 식물로 고추 가루와 레몬을 쳐서 먹음) 및 챠요떼(서양 배 모양의 애호박 맛이 나는 야채)는 입맛을 돋구는 음식이 될 것이다.

프랑스

프랑스 음식점에서는 다양한 종류의 굽거나 찐 음식을 선택할 수 있다. 와인소스에 볶은 음식은 최고 위치를 차지할 수 있을 것이다. 앙 파피요트En Papillote(종이봉지에 싸서 굽는 요리법) 등에 의한 생선요리 및 라따뚜이으(호박, 가지, 양파, 피망 등 여러 가지 채소를 식물성 기름에 볶다가 토마토를 썰어 넣어 토마토 특유의 풍미가 느껴짐) 등은 전통적인 프랑스 음식이다. 구운 연어도 맛있는 음식이지만 버터와 크림소스에 대해서는 신경을 써야 한다. 오리 요리의 경우 피하는 것이 좋은데 지방질이 많고 단맛의 소스를 첨가하기 때문이다.

일본

중국음식과 마찬가지로 일본음식에서도 염분함량이 높은 간장을 사용하고 있으므로 가급적 피하는 것이 바람직하다. 일본요리 중 데리야키 소스(간장에 청주, 설탕 등이 첨가된 일본식 소스)와 스끼야키(철판 위에서 끓인 고기 야채 요리)는 염분의 함량이 높으므로 주의를 요한다. 이와 유사하게 된장에 함유된 염분함량도 역시 높다. 그러나 된장은 음식의 쾨쾨한 냄새를 없애거나 바다 채소 및 양파와 함께 수프의 원료로 사용될 수 있다.

일본음식을 대표하는 것으로 스시(초밥)와 사시미(회)가 있다. 생선과 야채를 넣은 스시는 식초, 소금, 그리고 미림(조미료로 쓰는 달콤한 쌀술)으로 맛있게 조미한 대중적인 일본음식이다. 또한 일본의 일품요리를 대표하는 음식이 사시미이다. 일본에서는 예로부터 생선 먹는 방법이 발달하여 계절, 생선의 맛이나 촉감에 따라 다양한 요리가 등장했다. 회에 쓰이는 재료는 무수히 많으나 재료에 따라 써는 방법도 여러가지여서, 사시미 문화라는 말이 생겼을 정도이다. 그러나 날 생선을 먹을 때 기생충에 오염될 가능성에 주의하여야 한다. 라이프스타일 섭식단계에 참가하는 사람이라면 캘리포니아 롤(아보카도 및 조리된 새우)을 즐길 수 있고 훈제연어, 조리된 게 및 새우, 달걀, 뱀장어 및 문어가 들어 있는 각종의 스시를 먹을 수 있다. 카파 마끼(오이만으로 만든 김초밥)도 좋은 음식이다. 이 초밥을 두르고 있는 해초 맛의 김을 먹는 것도 미량의 미네랄을 섭취하는 것이므로 건강에 좋다. 스시를 만들 때 검은 쌀을 이용하면 더욱 좋다.

일본요리를 가장 맛있게 먹는 방법은 숯불 화로를 이용하여 철판 위에 가리비, 새우, 닭고기 및 쇠고기를 굽는 것이다. 숯불 화로 형태의 음식물 조리법은 상당한 인기가 있다. 가장 유명한 일본음식점의 하나인 베니하나Benihana에서는 체인점과 함께 숯불 화로를 처음으로 소개하였다. 현재 전국적으로 몽고 스타일의 바비큐 음식점이 우후죽순처럼 늘어나고 있는데 이 곳에서도 숯불 화로를 사용하고 있다. 자신의 기호와 관계없이 각종의 날음식(예: 쇠고기, 닭고기, 가리비)을 먹을 때는 야채와 참기름을 곁들어 먹는 것이 바람직하다. 또한 다량의 신선한 마늘, 파슬리 및 양파가 준비되어 있다면 잘못되는 일은 없을 것이다.

지중해 / 그리스

그리스 음식점에서 정기적으로 제공되는 피타브래드는 다이어트 여성들에게 저칼로리 빵이며, 지중해 지역에서 유래된 둥글고 담백한 밀빵이라고 알려져 있다. 또한 후머스는 이집트콩을 삶아 양념한 중동 음식이며 바바가노쉬는 가지머리를 사용하여 만든 음식이다. 이 두가지 음식에는 참깨버터, 마늘 및 레몬이 첨가되어 있다. 차지키tzatziki는 그리스의 전통요리로 에피타이저나 소스로 사용된다. 또 올리브를 넣은 차지키에 그리스의 주식인 피타빵을 찍어 먹는다. 그리스식 샌드위치인 기로스에도 차지키가 들어간다. 한국의 김치나 된장처럼 대부분의 요리에 곁들이는 대표적인 그리스 요리이다. 주재료는 양이나 염소의 젖으로 만든 그리스식 요구르트이다. 여기에 오이, 마늘, 허브, 식초 등을 넣어 맛을 낸다. 오이는 껍질을 벗겨 씨를 빼내고 곱게 갈아서 넣는다. 마늘을 많이 다져서 넣기 때문에 매콤한 맛이 난다. 나는 피타빵을 완전히 배제시키고 있는데 이 빵은 정제된 흰색의 밀가루로 만들었으므로 본 프로그램의 어떤 단계에서도 권장하는 않는 식품이다. 그 대신에 셀러리 조각과 오이를 사용한다.

현재 자신이 라이프스타일 섭식단계에 있으며 밀가루에 불내성을 나타내지 않는다면 밀가루, 파슬리, 양파, 토마토, 올리브 오일, 레몬, 민트로 만든 다양한 소스에 찍어 먹는 납작한 빵으로 중동의 특선요리인 타부레흐tabouleh 등의 샐러드를 즐길 수 있다. 또한 페타치즈(양이나 염소의 젖으로 만드는 흰색의 부드러운 그리스 치즈)가 들어 있는 그리스 샐러드는 영양가가 높다. 또한 산뜻하고 맛있는 시금치 파이를 먹어보는 것을 어떨까? 메인코스로서 시시커밥(중동 지역 요리로 양고기, 쇠고기 등을 포도주, 기름, 조미료로 양념해서 꼬챙이에 끼워 구운 것)을 시식해 본다. 이 시시커밥이 매운 경우 대신에 수블라키souvlakis(일종의 햄버거로서 그 속에 양고기, 쇠고기, 닭고기 및 어류 커밥을 넣은 것)를 먹는 것도 좋다. 양 사이드에 다져진 파슬리, 토마토 및 양파와 함께 민트와 다량의 레몬즙을 곁들인 수블라키는 최상의 식사가 될 것이다.

인도

필래프와 비라니(쌀에 고기 · 양념을 섞어 만든 음식) 및 콩으로 만든 달dal은 라이프스타일 섭식단계에 있는 사람들에게 허용되는 음식이다. 인도에서는 숯불에 달구어진 화덕 안에서 양이나 소, 닭, 돼지고기를 바비큐 스타일로 구워지는 음식들을 통틀어 탄두리 요리라고 하는데, 탄두리티카는 인도요리 중 가장 유명한 탄두리 치킨을 만드는 소스로 여러 가지 향신료의 독특한 맛과 레몬주스의 새콤한 맛이 특징이다. 탄두리티카의 원재료로는 후추, 육두구, 정향, 카다몸, 칠리, 샬롯, 레몬그라스, 파프리카, 코리앤더, 커민, 레몬주스 등이 사용되며, 탄두리 요리 중에서도 닭을 요구르트로 재운 후 각종 향신료로 양념한 후 탄두리에서 구워낸 탄두리 치킨이 제일 유명하다.

인도의 달dal 샐러드는 타부레흐tabouleh 와 유사하지만 밀가루 대신에 렌즈콩을 사용하고 있다. 렌즈콩은 친화적 탄수화물 음식물이므로 매끼 식사에 넣어서 먹는 것도 생각해 보라. 그렇지 않으면 구운 파파듐pappadum을 즐길 수도 있다. 마늘과 양파를 넣어 만든 차마티chapati 와 난nan 등의 빵은 맛은 좋으나 밀가루로 만들었으므로 밀가루에 감수성이 있는 사람이라면 먹지 않는 것이 바람직하다.

태국

태국 요리는 개인적인 취향에 달려있다. 인도요리에서 언급한 권고사항을 기본적으로 준수할 수 있으나 톰카카이라는 인기있는 코코넛 밀크 수프를 첨가할 수 있다. '톰카카이Tom Kha Kai' 는 '갈랑가kha 와 닭고기kai 로 만든 국물tom' 이라는 뜻으로, 레몬과 생강의 중간 정도의 맛을 지닌 허브인 갈랑가와 달콤하고 향긋한 코코넛 밀크로 국물맛을 낸 닭고기 수프다. 실제로 코코넛은 천연의 항바이러스성 포화지방이며 건강에 좋은 열대과일이다. 팻플러시 프로그램의 라이프스타일 섭식단계에 있는 경우 이 수프에 레몬그래스 및 실란트로 등의 조미료를 첨가할 수 있다.

내 경험에 의하면 외식할 때 가장 좋은 방법은 자신의 독특한 취향에 따라 다른 사람의 의견을 충분히 듣고 나서 레스토랑을 선정하는 것이다. 산타페에 있는 중국음식점에서는 참기름을 이용하여 모든 요리를 만들었다. 또한 샌디에고에 있는 중국음식점에서는 검은 쌀을 메뉴에 포함시켰다. 이들 음식점 주인들은 내가 여러명과 함께 음식점을 방문할 때 나의 특별한 주문에 기꺼이 응해 주었다. 내 삶을 보다 건강하게 만든 이들의 노고에 감사드린다.

파티, 비즈니스 오찬 및 공휴일 행사

프로그램의 라이프스타일 섭식단계에 있는 참가자의 경우 공휴일도 큰 문제가 되지 않으나 단지 몇 가지 요령을 숙지할 필요가 있다. 목적지에 도착할 때까지 약간의 음식을 섭취한다. 이렇게 되면 주위에 있는 각종의 설탕이나 전분이 많은 애피타이저에 유혹을 받지 않게 된다. 저녁 내내 미네랄 워터 1잔을 손에 쥐고 필요 시에 이를 다시 채우면서 소일하면 된다. 아무도 알코올을 마시지 않고 있다는 사실을 눈치채지 못할것이다. 물론 한창 흥이 무르익었을 때 소량의 맥주나 위스키, 드라이 와인(단맛이 전혀 안 나는 와인)을 마셔도 무방하다. 그러나 공복에는 술을 마시면 안 되며 저녁식사시에 술을 마실 때에도 가급적 치즈와 함께 채소를 먹는다.

비즈니스 오찬도 무난히 처리할 수 있다. 먼저 샐러드를 찾는다. 가장 안전한 드레싱은 비네그레트vinaigrette 이다. 블루치즈와 랜치드레싱은 트랜스 지방의 마요네즈로 만든 것이다. 샐러드를 먹을 때는 가급적 신선한 레몬즙을 첨가한다. 나는 시저샐러드를 주문하는데 여기에 포함된 야채는 푸성귀이기 때문이다. 로메인 상추는 심장과 뼈를 튼튼하게 해주는 마그네슘 및 엽록소 등의 영양소가 풍부하게 들어있다.

참을 수 있다면 흰 쌀, 파스타 또는 구운 감자가 구미에 당긴다고 할지라도 그 대신에 자신의 주요리와 함께 각종 채소를 섭취하도록 한다. 탄수화물 음식은 적절한 양의 단백질이나 건강한 지방을 섭취하지 않게 되면 혈당치를 급격하게 증가시킬 수 있다.

디저트로는 신선한 과일(정확히 베리)을 섭취한다. 나는 메뉴상에 베리가 없어도 이를 항상 주문한다. 고급식당인 경우에 베리는 항상 준비되어 있다.

여기에서 주의할 사항으로는 자주 음식에 대하여 언급하여 사람의 시선을 끌지 않도록 하는 것이다. 음식과 관련된 화제거리는 주변에 있는 사람들로 하여금 팻플러시 프로그램에서 금기시하는 음식물을 권하게 하여 자신의 처리가 곤란해질 수 있기 때문이다. 이는 이들의 얼굴표정에서 드러난다.

뷔페음식을 먹는 경우에는 감자, 파스타 및 3가지 종류의 콩 샐러드는 가급적 접시에 담지 않는다(이들은 혈당치를 높일 수 있는 약간의 당이 함유되어 있음). 이어 단백질 코너에 가서 쇠고기 구이, 석쇠에 구운 생선, 닭고기, 양고기 등을 기본 주식으로 한다. 채소 코너에 가서는 시금치, 브로콜리, 아스파라거스 및 강낭콩 등의 푸성귀를 접시에 가득 담는다. 자신이 프로그램의 2단계 또는 라이프스타일 섭식단계에 있다면 프로그램에서 권장하고 있는 탄수화물 음식 중에 하나를 선택한다.

공휴일의 경우에도 지뢰밭이 될 수 있으나 반드시 그런 것은 아니다. 각종 행사시에도 프로그램에서 권장하는 음식을 적당하게 섭취하면 체형을 유지할 수 있다. 특히 추수감사절에서 크리스마스와 새해 같은 공휴일에는 많은 사람들이 체중에 대한 경계를 등한시 하고 마구 먹어대어 6 kg까지 살이 찌는 경우가 많다. 따라서 휴일과 관련된 체중증가를 피하고 가족 및 친구들과 즐겁게 보낼 수 있는 요령을 소개한다.

첫 번째로, 공액리놀레산CLA, conjugated linoleic acid을 계속해서 섭취하는 일인데, 불어난 체중은 근육질로 변화될 수 있기 때문이다. 먼저 행사에 참가하기 한 시간 전에 식욕을 억제하기 위해 샐러드나 수프를 먹는다. 이어 방을 돌아다니면서 새로운 사람들과 만나 담소를 한다. 이렇게 되면 재미도 있고 음식물 주위에 가까이 접근할 시간이 없기 때문이다. 파티에서 이리저리 맴돌면서 식탁을 주시하고 본 프로그램에서 권장하고 있는 음식물을 찾는다. 또한 자신이 무엇인가를 씹고 싶을 때는 탄수화물이 풍부하게 들어 있는 크래커나 트랜스 지방이 많은 칩을 선택하는 대신, 신선한 야채를 씹어 먹는다. 접시 대신에 냅킨을 사용하여도 음식의 양을 줄이는데 좋은 아이디어가 될 것이다. 댄스가 시작되면 이에 심취하는 것도 좋지 않을까! 댄싱은 칼로리를 연소시키는데 좋은 운동이다.

일상생활이나 직장에서도 공휴일을 맞아 누군가가 각종의 당과류를 가져올 때 쿠키와 캔디는 가급적 먹지 않도록 한다. 그 대신에 한줌의 열매와 과일을 선택한다. 또한 공휴일에 집에서 식사를 하거나 다른 사람의 집으로 음식을 가져갈 때는 사탕고구마candied yam 대신 시나몬을 조미료로 첨가한 으깬 감자를 신속하게 요리한다. 수프를 만들 때는 샐러리, 오이 조각을 넣는다. 빵 속에는 각종의 씨앗, 열매, 채소(샐러리, 양파, 아니스를 첨가한 버섯, 카옌, 마늘 또는 파슬리)를 넣는다.

공휴일은 특히 스트레스를 줄 수 있다. 숨겨진 체중증가 요인을 항상 염두에 두고 혈당치를 지속할 수 있는 다이어트를 하도록 한다. 적절한 양의 단백질과 지방을 섭취하여 체내의 신진대사가 균형을 유지하도록 노력한다.

또한 효모와 관련된 식품(예 : 케이크, 쿠키, 캔디 등)에 유의하여 많은 양의 당과류를 섭취하지 않도록 한다. 이렇게 하면 휴일에 체중이 불어나는 것을 주의할 수 있다.

9

CHAPTER

팻플러시 쇼핑 리스트

The Master Fat Flush Shopping List

9
팻플러시 쇼핑 리스트

우리가 먹고 있는 음식물에는
각종 방부제, 인공색소, 화학물질이
들어 있어 도저히 안심하고
먹을 수가 없다.

– 시카고 트리뷴

팻플러시 다이어트는 식탁에 놓인 음식물 가지 수를 깨끗하게 정리하고, 과거의 식습관을 새롭게 바꿀 수 있다. 첫 번째 단계는 과거에 익숙했던 음식물을 개선된 것으로 교체하는 것이다.

프로그램에 참가하는 사람들에게 도움을 주기 위해 현재 구입할 수 있은 음식물 중 가장 맛있고 편안한 음식물을 쇼핑할 수 있도록 리스트를 예시하였다. 이 리스트에는 팻플러시 프로그램의 모든 단계에서 섭식할 수 있는 음식물이 포함되어 있다.

리스트에 소개된 음식물은 주위의 건강식품점이나 슈퍼마켓에서 쉽게 구입할 수 있다. 오메가-3 지방산이 풍부하게 들어 있는 달걀은 가격도 저렴하고 쉽게 구입할 수 있다. 밝은 색깔의 요구르트는 가장 최상의 크림 맛을 맛볼 수 있는 식품이다. 또한 유기농산물(채소 및 과일)도 선호대상이 된다(이들 채소와 과일은 맛과 신선함은 물론 살충제, 곰팡이 제거제, 중금속 등이 포함되어 있지 않다). 이에 따라 쉽게 구입할 수 있는 음식물의 종류를 괄호 안에 명시하였다. 물론 공액리놀레산CLA이 풍부하게 들어 있는 고기나 낙농제품을 섭취하는 경우에도, 체내의 지방을 최대한 제거하기 위해 될 수 있는 대로 목초를 먹은 쇠고기, 가금류 및 양고기를 선별하고자 하였다.

구입하고자 하는 유기농산물의 가격이 비싸거나 주위에서 쉽게 구입할 수 없다고 해도 실망할 필요는 없다. 여기에서 제시하는 일부 야채세제veggie wash는 건강식품점에서 구입할 수 있다. 또한 이 장의 말미에 농장에서 신선함이 그대로 우러나올 수 있도록 흔히 사용하는 음식물 세척조를 제시하였다.

브랜드 이름이 다소 생소한 것도 있지만 성분 및 쇼핑 가이드를 참조하여 쇼핑시 활용하도록 한다.

또한 3장에서 언급한 허브커피에 대하여 언급하고자 한다. 팻플러시 프로그램의 쇼핑 1단계, 2단계 및 3단계에서는 선택할 수 있는 채소와 과일 리스트를 각각 명시하였다. 이제 목록을 가지고 쇼핑을 나가보기로 하자.

쇼핑을 시작하기 전에

허브커피 대체물 | 허브, 곡류, 과일 및 열매가 포함된 천연의 무카페

인 허브커피(구입처: Teeccino, 웹사이트: www.teeccino.com)

요령 Teeccino는 레귤러 커피처럼 끓여 마시며, 7가지 종류(Java, Original, Hazelnut, Vanilla Nut, Amaretto, Mocha, Chocolate Mint)가 있다. 탄수화물 함량(3 g)이 가장 낮은 것으로 Java, Vanilla Nut, Hazelnut을 들 수 있으며, Mocha에는 4 g의 탄수화물이 들어 있다.

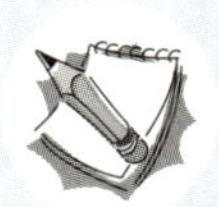

프로그램을 실시한 후 처음 몇 일 동안 기력이 없었다. 그러나 10일째가 되었을 때 이전보다 활력이 넘치고 몸 상태가 좋아지고 있음을 느끼게 되었다. 프로그램에서 제시하는 기본 처방인 크랜베리와 물의 혼합음료 및 보조제를 복용한 후 불과 14일이 지났을 뿐인데 8.6 kg에 이어 2.2 kg의 체중이 감소하였다.

내 옷은 엄청나게 커서 정말 창피할 정도였다. 이제 본 프로그램에서 권고하는 있는 연어, 참치, 닭고기 및 많은 양의 샐러드를 섭취하고 있다. 이제 탄산음료에 대한 나의 갈망은 사라졌다. 이제 여성 휘트니스 클럽에도 참가할 수 있게 되었다!

– 리어 카라웨이(Rear Caraway)

쇼핑 1단계 : 2주 팻플러시

오일 | 고함량의 리그난이 들어 있는 오일(선호 브랜드명 : Omega Nutrition, Spectrum, Flora, Health from the Sun)

저장요령 냉장고에 보관한다. 226 g의 병에 보관하면 약 3주간 유효하다.

달걀 | 고함량의 오메가-3 지방산 함유

건강메모 추천하는 달걀은 슈퍼마켓에서 시판하는 것과 비교하여, 12배 이상의 오메가-3 필수지방산을 함유하고 있는 것으로 200mg의 오메가-3 필수 지방산을 함유한다.

단백질 분말 | 유당 무함유, 무가당의 100% 유청단백질(Naturade 100% Whey Protein, Solgar's Whey to Go, Designer Whey Protein, American Sports Nutrition American Whey).

기름기가 적은 단백질 어류 | 모든 생선, 특히 배스, 대구, 그루퍼, 해덕, 큰 가자미, 고등어, 명태, 연어, 정어리, 서대기, 도미, 송어, 참치, 흰빛 물고기, 참치통조림, 게맛살

건강메모 기름이나 염분이 있는 경우 수돗물로 잘 씻는다.

해산물 | 새우, 굴, 게, 가리비, 식용 오징어

건강메모 새우 통조림이나 게 통조림인 경우 물로 잘 씻어 염분이 빠지게 한다.

가금류 | 껍질을 벗긴 흰색의 칠면조 고기 또는 닭고기

쇠고기 | 양지, 우둔, 홍두께, 어깨등심, 차돌양지, 보섭살, 런던 브로일(소의 옆구리살을 얇게 썰어 구운 스테이크)

양고기 | 다리, 허리, 갈비

송아지 고기 | 어깨, 갈비, 허리

기타 고기 | 사슴, 타조, 들소, 엘크

기타 단백질 공급원 | 템페tempeh, 두부

채소 | 계절 중에 출하되는 다양한 색깔(그린, 블랙, 오렌지 또는 자줏빛)의 신선한 것(신선한 채소가 가장 바람직하며 이어 냉동채소 및 염분이 들어 있지 않은 채소 통조림을 고른다. 프로그램에서 소개되는 채소 통조림과

냉동채소로는 죽순, 마름 및 아티초크 하트를 들 수 있다)

과일 | 신선한 것 또는 냉동 및 무가당의 통조림 형태

레몬 | 신선한 것(선호 브랜드명: Santa Cruz Organic 100% Lemon Juice Not From Concentrate)

라임 | 신선한 것(선호 브랜드명: Santa Cruz Organic 100% Lime Juice Not From Concentrate)

건강메모 1 큰술은 1.5 분량의 레몬주스나 라임주스에 해당.

요리 육수 | 저나트륨 또는 무염분의 쇠고기, 닭고기, 생선 또는 채소에서 유래된 육수

허브, 향신료 및 부가물 | 사과 사이다 식초, 카옌, 시나몬, 정향, 코리앤더(건조 실란트로) 커민, 딜, 건조겨자, 마늘, 생강, 회향, 아니스, 월계수잎

토마토 소스 | Muir Glen사의 제품 참조(www.muirglen.com).

롱라이프 칵테일 | 씰리움 껍질분말(선호 브랜드명: Yerba Prima) 또는 가루로 만든 아마씨(Nutri Flax, Certified Organic Milled Flaxseed)

아마씨 | 완전히 갈색이거나 금노란색의 벌크로서 필요 시에 커피분쇄기, 호합기 또는 식품 정제기에 갈아 사용한다.

크랜베리 주스 | 무가당 크랜베리 주스(브랜드 : Knudsen, Trader Joe, Mountain Sun)

감미료 | 허브감미료Stevia Plus. Stevia Plus는 물병이나 소형용기 등에 포장되어 있어 외출 시에 편리하다(www.steviaplus.com).

건강메모 Stevia Plus는 천연감미료이며 고약한 냄새가 없다. 또한 Stevia Plus는 고혈당지수를 나타내는 말토덱스트린을 함유하지 않는다. 유용 세균 증식 활성화 물질의 주요 원료인 프럭토올리고당을 첨가하면 많은 양의 섬유질을 얻을 수 있다.

쇼핑 2단계 : 팻플러시 중간단계

쇼핑 1단계에서 제시된 음식물과 함께 추가할 수 있는 탄수화물 음식은 다음과 같다.

새싹 빵 | 밀이나 효모가 들어 있지 않은 새싹 곡물 및 콩 유래 빵

친화적 탄수화물 음식 | 고구마, 신선하거나 냉동된 완두콩, 당근, 호두, 도토리, 호박

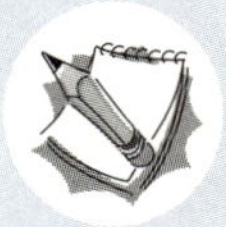

나는 38살의 남자다. 아내가 팻플러시 프로그램을 실시하고 첫 주에 성과가 나타나자 나도 함께 하기로 결정했다. 이후 내 허리 사이즈에 있은 여분의 지방이 사라졌다. 내 모습은 마치 18세가 된 것 같다!

나는 식단을 약간 변경하여 보다 많은 단백질을 섭취하고 그 양을 약간 늘렸다. 이처럼 좋은 프로그램을 발견한 것에 대하여 감사하게 생각한다. 정말 감사한다!

– 캘리포니아에서 크레이그(Craig)

쇼핑 3단계 : 라이프스타일 식생활 프로그램

쇼핑 1단계 및 2단계에서 제시된 음식물과 함께 추가할 수 있는 음식은 다음과 같다.

기름기가 적은 단백질 | 냉동된 어류버거Northwest Naturals

건강메모 Northwest Natural에서는 3가지 종류의 냉동 어류 원형판(예: 냉이를 곁들인 연어, 넙치, 삼치)을 출시하고 있으며 모두 오메가-3 지방산이 함유되어 있다. 이 어류버거 원형판에 약간의 쌀이 들어 있어 라이프스타일 식생활 프로그램에 적합하다.

쇠고기 | 쇠고기 육포Shelton's
칠면조 | 칠면조 육포Shelton's

건강메모 Shelton's의 쇠고기 및 칠면조 육포는 MSG, 질산염 또는 옥수수당이 들어 있지 않으며, 타마리(tamari: 콩으로 만든 검은색의 소스로 간장과 비슷하나 더 걸쭉하다) 등의 혼합물이 첨가되었다.

열매 및 씨 | 야생 아몬드, 개암, 페칸, 땅콩, 호두, 호박씨, 해바라기씨, 양귀비 씨, 케러웨이. 또한 땅콩, 아몬드 및 참깨가 들어 있는 버터 또는 참깨.

건강메모 열매와 씨는 냉장고에 보관한다. 모든 씨앗과 열매는 오븐에서 기름의 온도를 121℃로 유지하면서 15분간 튀긴다.

마요네즈 | 유기농 마요네즈

낙농제품 | 비지방, 무첨가plain 요구르트, 커티지 치즈, 리코타 치즈Calabro, 때때로 파마산치즈Grated Parmesan Cheese, 스트링 치즈, 모차렐라(희고 부드러운 이탈리아 치즈), 염소 치즈, 달콤한 버터, 크림 등

친화적 탄수화물 음식 | 또띠야Corn Tortilla, 콘칩, 찐 옥수수, 감자, 병

아리콩, 얼룩무늬 콩pinto bean, 검정콩, 편두, 갈색 쌀, 완전 곡물의 파스타, 팝콘

크래커 | 트랜스 지방이 들어 있지 않은 바삭바삭한 빵(Bran-A-Crisp, Kavli, Wasa).

야채주스 | 저나트륨 함유 야채주스(선호 브랜드명: Low Sodium V-8 Juice, Muir Glen Tomato Juice, Muir Glen 100% Vegetable Juice, Knudsen Organic Very Veggie Juice).

향료 액기스 | 무가당 바닐라 및 초콜릿 엑기스(선호 브랜드명: Nielsen-Massey Sugarless Vanilla Extract, Lochhead Vanilla, Star Kay)

건강메모 설탕과 지방이 없는 코코아 콩의 액기스가 가득 찬 것.

소금 | 높은 미네랄 함량의 소금 또는 바다 소금(선호 브랜드명: Cardia Salt, Celtic Salt, Real Salt, Bioforce herbamare Salt, Trocomare Herbal Salt).

건강메모 개인적으로 칼슘과 마그네슘과 함께 나트륨 함량이 절반인 Cardia Salt를 사용하도록 권하고 싶다. 맛도 소금과 거의 유사하다.

허브, 향신료 및 조미료 | 꽃박하oregano, 나륵풀basil, 세이보리savory, 로즈메리rosemary, 타라곤terragon, 백리향thyme, 중국의 5가지 향신료 분말, Dijon 겨자, Angostrura 고미제 및 서양풍조목caper.

허용할 수 있는 차 및 커피 | 민들레 뿌리 및 루이보스티rooibos tea, 유기농 커피, 무카페인 녹차, 로즈힙rosehip 차, 회향차, 타히보taheebo, 박하차 및 하이비스커스 차

알코올 | 유기농 와인 및 아황산염 미함유 와인(Frey, Fetzer, Summerhill Estate Winery, Organic Wine Company, HoneyRun Winery, Hallcreast Vineyards, Chinabend Vineyard)

건강메모 특별한 행사 및 요리를 위한 것임. 이러한 와인을 조리에 사용하면 풍미는 그대로 남고 알코올은 증발된다.

오일 및 스프레이 | 액스트라버진 올리브 오일(완벽한 맛과 향을 갖추고 있으며, 올레인 산의 산도가 1% 이하) 및 무정제 올리브 오일(Kroger, Bertolli, Private Selection, Oligra, Mezzetta, Sasso), 참깨, 참기름, 쌀겨유, 올리브 오일 스프레이

건강메모 올리브 오일과 참기름은 직사광선을 피해 시원한 곳에 보관한다.

베이킹 파우더 | 알루미늄 무함유 브랜드(Royal, Rumford, Price, Schillings) 및 저나트륨, 시리얼 무함유 브랜드(Cellu, Feather weight).

증점제 | 칡

음식물 세척

유기농산물을 살 수 없거나 가격이 비싼 경우 식료품점이나 건강식품점에서 판매하고 있는 과일과 채소 세척제를 이용할 수 있다.

파셀스 박사의 음식물 세척제

음식물의 세척을 위하여 클로락스 세척제Clorox bath를 추천한다. 이 세척제는 가금류, 생선. 육류 및 달걀 뿐만 아니라 농산물에도 이용할 수 있다. 1988년에 파셀스 박사의 연구결과를 근거로 한 그의 저서에서, 클로락스 세척조에 음식물을 담그면 살충제, 기생충, 박테리아(살모넬라 등) 및 기타 오염물질을 제거할 수 있다고 언급하였다.

파셀스 박사는 1960년대에 시에라 주립대학의 영양학부(그 당시 자연의과대학)에서 수석 연구원으로 재직하고 있었을 때, 클로락스의 산소생성능을 발견하게 되었다. 어느날 우연히 한 친구가 한 다발의 쭈글쭈글한 레몬을 가져왔는데 클로락스와 함께 레몬을 물에 던져버렸다. 30분이 지나 놀랍게도 레몬이 다시 싱싱한 상태를 유지하는 것을 보고 파셀스 박사는 클로락스가 레몬에 산소를 공급하여 다시 신선하게 되었다고 밝혔다.

클로락스 세척제는 수십년 동안 사용되어 왔다. 동남아시아, 대만 및 터키에 주재하고 있는 군인가족들은 미국방성의 권고에 따라 이를 사용하고 있다.

팻플러시 프로그램에 참가한 사람들은 클로락스 세척제를 사용한 결과 냉장고와 비교하여 음식물의 신선도가 14일까지 유지되었으며, 금속의 뒷맛이 없고, 고기가 연해지고 천연향료가 살아있다고 밝힌 바 있다. 나는 지금도 파셀스 박사가 추천한 클로락스 세척제를 계속하여 이용하고 있다. 클로락스 이외의 제품은 효과가 없는 것으로 알려져 있다.

건강메모 오존을 생성하고 전해질이 들어 있는 정제수(3.7 ℓ)에 클로락스 1 큰술을 첨가한다. 다음 표와 같이 일정시간 동안 음식물을 담근다. 클로락스 세척조에서 음식물을 빼낸 후에 깨끗한 물에 행군다. 모든 음식물을 완전히 건조시킨 후에 보관한다.

갈은 고기는 세척제에 넣지 말고 그 대신에 냉동고기(2.2 kg)는 클로락스 세척제에 넣어 20분간 침수시켜 해동한다.

물론 클로락스 대신에 사과 사이다 식초 또는 3 % 과산화수소 3/4

컵을 사용할 수 있다. 그러나 파셀스 박사에 의하면 해독 효과는 차이가 있다고 한다.

음식물	침수시간(분)
잎이 있는 채소	15
뿌리, 껍질이 두껍거나 섬유질 채소	30
껍질이 두꺼운 채소(예: 베리, 자두, 복숭아, 살구)	30
껍질이 두꺼운 과일(예: 감귤, 바나나, 사과)	30
가금류, 생선, 육류, 달걀	20

10

CHAPTER

팻플러시 레시피

Fat Flush Recipes

10

팻플러시 레시피

팻플러시 다이어트의 기본 레시피는 조리하기 쉽고 빠르다. 이것은 고객, 독자들로부터 확인된 것이다. 프로그램의 참가자들은 자신의 일과 가정에 충실한 사람들로 식사를 위해 시간과 에너지를 투자하는 것이 쉬운 일은 아니다. 실제로 시간과 싸우는 사람들에게 요리는 흔히 등한시 되고 있다. 이에 따라 팻플러시 프로그램의 레시피는 '적은 것이 많은 것을 얻을 수 있다' 는 원칙으로 만들어진 것이다.

그러나 프로그램의 레시피 내용을 과소평가해서는 안된다. 이 레시피는 다수의 허브와 향신료를 망라하고 있어 향미가 넘친다. 이 책에서는 채소 프리타타(채소, 치즈 등을 달걀에 섞고 낮은 불로 살짝 익힌 오믈렛)와 샤베트를 제외한 거의 모든 단계의 레시피를 소개하고 있다.

이제 부엌으로 가기 전에 알아두면 도움이 되는 요령을 소개한다. 팻플러시 프로그램의 음식을 만들 때는 알루미늄 용기, 팬 및 호일을 가급적 사용하지 않도록 한다. 이는 용기에 담거나 알루미늄 호일에 싼 음식물은 알루미늄을 추가로 섭취하기 때문이다. 알루미늄은 인체의 뼈를 구성하는 칼슘, 마그네슘 및 인 등의 흡수를 저해한다. 요리에 좋은 포장지로 파치멘트 종이parchment paper를 들 수 있는데 채소를 볶거나 기름종이에 싸서 굽는 요리에 적합하다. 황산지는 대부분의 건강식품점에서 구입할 수 있다. 알루미늄 호일에 싼 음식물을 냉동하는 경우 밀납지에 싸서 알루미늄이 음식물에 스며들지 않도록 배려한다.

바람직한 조리기구로는 고품질의 스테인리스강, 주철, 에나멜을 입힌 철, 코닝웨어, 파이렉스(내열유리) 및 유리 등을 들 수 있다.

농산물은 신선도를 유지한 것이 가장 좋으며 그 다음으로 냉동된 것이 좋다. 냉동된 채소와 과일은 한창 무르익었을 때 채취한 것이라 향미를 그대로 유지하고 있기 때문이다. 채소나 과일 통조림을 사용하는 경우에는 물기를 완전히 제거하여 염분을 최소화한다.

조식

과일 스무디

바나나 등의 과일에 요구르트나 아이스크림을 넣어 함께 갈아 걸쭉하게 마시는 음료이다. 이 음료는 하루를 시작할 때 단순하고 영양가 높은 아침식사가 될 수 있다. 각종의 스무디에 매일 아마씨유를 첨가할 수 있다. 프로그램의 3단계에 있다면 바나나 반개, 작은 키위 또는 멜론조각 1/2컵을 스무디의 과일재료로 사용할 수 있다.

[재료]

- 신선하거나 냉동된 과일(딸기, 라즈베리, 블루베리 또는 냉동 또는 신선한 복숭아 1개)
- 단백질 분말 1 큰술
- 크랜베리 수 또는 담수(226 ㎖)
- 아마씨유 1 큰술
- 맛을 내기 위하여 스테비아 플러스 1/4 큰술

[조리법]

① 블랜더에 모든 재료를 넣는다.

② 2~3분 동안 크림이 생길 때까지 섞는다.

[분량] 1인용 식사

중국식 오믈렛

5분 정도의 시간 여유가 있다면? 맛있는 오믈렛 요리를 준비하여 하루를 시작해 보자. 달걀에는 단백질 이외에도 콜레스테롤 저하성분인 포스파티딜콜린 뿐만 아니라 비타민, 미네랄, 아미노산, 항산화제 등의 필수 영양소가 들어 있다. 이 오믈렛에 케첩을 치게 되면 훨씬 맛있는 아침요리가 될 수 있다.

[재료]

- 버섯 1컵(얇게 길이로 썰기)
- 네모나게 자른 마늘 한쪽
- 염분이 없는 닭육수 1 큰술
- 녹두순 1/2컵
- 물에 잘 섞은 달걀 2개
- 카옌 후추 1/8 작은술

[조리법]

① 눌어붙지 않는 프라이팬에 육수를 넣고 중불에 버섯을 요리한다.

② 여기에 녹두순, 마늘을 넣고 잠깐 볶는다.
③ 버섯과 녹수순 위에 달걀을 끼얹는다.
④ 단단해질 때까지 낮은 불에서 요리한다.
⑤ 카옌후추를 뿌린다.

[분량] 1인용 식사

주말용 닭고기 · 달걀 요리

여가 시에 요리할 수 있는 맛있는 음식이다. 이 음식에 들어 있는 향긋한 허브와 섬유질 채소는 체중감소에 도움이 될 뿐만 아니라 인

[재료]

- 226 g의 기름기 없는 닭고기(갈아놓기)
- 양파 1/2컵(썰어놓기)
- 딜 1/4 작은술
- 잘 다진 마늘 한쪽(다져놓기)
- 잘 다진 신선한 파슬리 1/4컵(다져 놓기)
- 잘게 썬 중간 크기의 토마토 2개(얇게 길이로 썰기)
- 버섯 1컵(썰어놓기)
- 고추 1/2컵(썰어놓기)
- 정향 1/4 작은술(갈아놓기)
- 물에 잘 섞은 달걀 2개

[조리법]

① 오븐을 176℃까지 예열시킨다.
② 큰 프라이팬에 닭고기, 버섯, 양파, 고추, 딜, 회향, 마늘을 넣고 요리한다.
③ 물기를 뺀 닭고기를 파이접시에 옮겨 놓는다. 중간 크기의 용기에 달걀과 파슬리를 휘저어 볶은 후에 닭고기 위에 얹어 놓는다.
④ 뚜껑을 연 채로 일정시간 동안 굽는다.
⑤ 토마토 조각으로 예쁘게 장식하고 먹는다.

[분량] 4인용 식사

체에 활력을 주는 음식이다. 회향, 딜, 마늘 등은 소화를 도우며, 파슬리는 체중을 감소시킨다.

채소 프리타타

미식가를 위한 요리. 그러나 요리하기는 어렵지 않다. 채소와 함께 먹으면 훨씬 맛이 좋다.

[재료]

· 신선하거나 냉동된 아스파라거스 스피어(asparagus spear; 길이가 긴 것)를 자른 것 226 g

· 달걀 4개

· 마른 겨자 1 작은술

· 버섯 1/2컵(얇게 길이로 썰기)

· 양파 1/4컵(썰어놓기)

· 토마토 반개(얇게 길이로 썰기)

[조리법]

① 오븐을 204℃까지 예열시킨다.

② 아스파라거스가 부드러워질 때까지 약 5분간 찐 후에 옆에 비치해 둔다.

③ 중간 크기의 용기에 달걀을 넣고 거품이 날 때까지 휘젓는다. 커티지 치즈와 겨자를 넣고 휘저은 후에 옆에 둔다.

④ 가열할 수 있는 프라이팬에 올리브 오일을 살짝 뿌린다.

⑤ 버섯과 양파(선택사항)를 넣고 중불에서 부드러워질 때까지 요리한다.

⑥ 준비된 아스파라거스 조각을 넣고 휘젓는다.

⑦ 채소 위에 달걀을 끼 얹고 낮은 불에서 약 5분간 또는 약간 거품이 날 때까지 요리한다.

⑧ 뚜껑을 연 채로 약 10분 또는 일정시간 동안 굽는다.

⑨ 토마토 조각으로 예쁘게 장식하고 먹는다.

[분량] 2인용 식사

중식 및 석식

기본 볶음요리

맛있고 복잡하지 않는 요리를 찾는다면 이 볶음요리가 제격이다. 단백질 재료를 일부 변경할 수 있다.

[재료]

- 염분이 들어 있지 않은 닭육수 1/4컵
- 닭고기, 새우, 양고기 또는 기름기 없는 쇠고기(선택사항 226 g)
- 버섯 2컵(얇게 길이로 썰기)
- 마름 1컵
- 대강 자른 아스파라거스 1컵
- 생강 1 작은술
- 죽순 1컵
- 브로콜리 작은 꽃 1컵
- 당근 1개(얇게 길이로 썰기)
- 카옌후추 1/4 작은술

[조리법]

① 눌어붙지 않는 프라이팬에 육수를 넣고 중불~센불에서 달군다.

② 단백질 음식을 넣고 거의 익을 때까지 요리한다.

③ 각종 채소와 조미료를 넣고 부드러워질 때까지 요리한다.

[분량] 4인용 식사

로즈 수프

중식이나 석식에 특히 어울리는 맛있는 수프이다. 이 진한 맛의 수프는 하루에 1끼 식사를 원하는 참가자에게 영양가가 높은 음식이다.

[재료]

· 226g의 쇠고기 또는 칠면조 고기(갈아놓기)
· 453g의 토마토 퓨레(채소와 고기를 데쳐서 거른 것)
· 여과수(453ℓ)
· 양파 반개(썰어놓기)
· 자른 시금치 1컵(썰어놓기)
· 자른 깍지콩(썰어놓기)
· 마늘 2쪽(다져놓기)
· 중간 크기의 청색 고추 반개(썰어놓기)
· 중간 크기의 적색 고추 반개
· 샐러리 줄기(썰어놓기)

[조리법]

① 프라이팬에 고기를 넣고 중불에서 굽는다.
② 기름기를 뺀다.
③ 큰 냄비에 익은 고기, 물, 양파, 시금치, 깍지콩, 마늘, 청색 및 녹색 고추, 샐러리 등을 넣는다.
④ 중간 정도의 불에서 약 1시간 동안 요리한다.

[분량] 4인용 식사

생선 샐러드

몇 일 동안 활력을 줄 수 있는 음식이다.

[재료]

· 염분이 들어있지 않은 육수 2 큰술(선택사항)
· 3~4개의 작은 라임이 들어 있는 주스
· 오렌지 토막(226 g)
· 양파 1/2컵(썰어놓기)
· 고추(선택사항) 1/4컵(썰어놓기)
· 토마토 3/4컵(썰어놓기)
· 파슬리 1/4컵(썰어놓기)
· 조리된 갓(mustard greens) 2컵

[조리법]

① 눌어붙지 않는 프라이팬에 육수를 넣고 달군다.
② 프라이팬에 생선을 넣고 그 위에 라임주스를 끼얹어 생선이 불투명할 때까지 굽는다.

③ 양파, jalapenos 고추(선택사항), 토마토, 파슬리를 프라이팬에 넣고 5분간 볶는다.
④ 조리된 음식물을 접시에 옮기고 적어도 2시간 동안 냉장고에 보관한다.
⑤ 갓 위에 조리된 음식물을 올려 놓는다.

[분량] 4인용 식사

닭고기 · 시금치 샐러드

요리하기가 쉬운 음식이다. 중식이나 석식을 빨리 끝내고 싶을 때 선택할 수 있다.

[재료]
· 염분이 들어 있지 않은 닭육수 1 큰술
· 잘 다진 마늘 한쪽(다져놓기)
· 버섯 1/2컵(얇게 길이로 썰기)
· 닭 가슴살(113 g)
· 양파 1/4컵(네모나게 썰기)
· 토마토 1/2컵(네모나게 썰기)
· 날시금치 1컵

[조리법]
① 눌어붙지 않는 프라이팬에 육즙을 넣고 중불에서 마늘과 양파를 투명하고 부드러워질 때까지 볶는다.
② 버섯, 토마토, 닭고기를 넣고 잘 익을 때까지 굽는다.
③ 날시금치 위로 조리된 음식을 놓고 자신이 가장 좋아하는 드레싱을 얹는다.

[분량] 1인용 식사

생강 맛이 나는 새우 및 깍지완두 수프

25분 내에 신선하고 맛있는 수프를 만들 수 있다.

[재료]

- 염분이 들어 있지 않은 채소 육수
- 신선한 생강 1/4컵(길이로 썰기)
- 카옌후추 1/4~1/2 큰술(썰어놓기)
- 다듬은 깍지완두 2컵
- 껍질을 벗기고 등지느러미 혈관이 제거된 새우(226 g)
- 쐐기모양으로 자른 레몬 1개
- 실란트로 또는 파슬리 2큰술(썰어놓기)

[조리법]

① 큰 용기에 육수와 생강을 넣고 뚜껑을 닫은 후에 15분 동안 중불에서 끓인다.

② 생강을 제거한 육수를 프라이팬에 넣는다.

③ 여기에 카옌후추와 깍지완두를 넣고 뚜껑을 닫은 채로 약 5분간 끓인다.

④ 새우를 넣고 딱딱해질 때까지 끓인다(약 3분간).

⑤ 쐐기모양의 레몬을 개개의 수프용기에 짜 넣고 실란트로(또는 파슬리)로 장식한다.

[분량] 4인용 식사

이탈리아 웨딩수프

지중해연안의 로맨스 음식을 즐길 수 있다.

[재료]

- 226 g의 기름기 없는 쇠고기(갈아놓기)
- 잘게 썬 마늘 2 큰술(다져놓기)
- 파슬리 2 큰술(썰어놓기)
- 양파 1/4컵(네모나게 썰기)
- 염분이 들어 있지 않은 쇠고기 육수 4컵
- 당근 1개(썰어놓기)
- 시금치 1컵(썰어서 완전히 탈수시키기)
- 장식용의 신선한 마늘(다져놓기)

[조리법]

① 쇠고기, 마늘, 파슬리, 양파를 함께 섞는다.

② 1.2cm의 미트볼을 만든다.

③ 눌어붙지 않는 프라이팬에 미트볼을 중불에서 갈색이 될 때까지 달구고 옆에 비치한다.

④ 큰 용기에 육수와 당근토막을 넣고 끓인다.

⑤ 불의 온도를 내리고 미트볼을 넣어 뚜껑을 닫은 채로 약 20분 동안 삶는다.
⑥ 다져진 신선한 마늘로 장식한다.

[분량] 4인용 식사

가지 딜라이트

식욕을 돋우는 향미는 가족 모두를 즐겁게 할 것이다.

[재료]

· 염분이 들어 있지 않은 쇠고기 육수 1 큰술
· 양파 1/2컵(네모나게 썰기)
· 마늘 2쪽(다져놓기)
· 226 g의 양고기(갈아놓기)
· 커민 1 작은술
· 염분이 들어 있지 않은 Muir Glen 토마토 1캔(411 g)
· 중간 크기의 가지(오븐에 구운 것)
· 시나몬 1 작은술

[조리법]

① 190℃에서 오븐을 예열시킨다.
② 눌어붙지 않는 프라이팬에 육수를 중불에서 달군다.
③ 양파와 마늘과 넣고 부드럽게 될 때까지 살짝 볶는다.
④ 프라이팬을 깨끗이 하고 다시 달군다.
⑤ 프라이팬에 양고기를 넣고 갈색이 될 때까지 달군다.
⑥ 커민과 사나몬을 넣고 잘 휘저은 후에 양고기가 갈색이 될 때까지 살짝 볶는다.
⑦ 양파, 마늘, 토마토를 넣고 물이 증발할 때까지 삶는다.
⑧ 유리접시에 가지 슬라이스와 양고기를 차례로 얹어놓는다.
⑨ 10분간 굽는다.

[분량] 4인용 식사

양지 스테이크

따뜻하게 조리한 음식으로 종류도 다양하고 배불리 먹을 수 있는 음식이다.

[재료]

- 신선한 라임주스 2 큰술
- 염분이 쇠고기 육수 1 큰술
- 마늘 2쪽(다져놓기)
- 카옌후추 1/4 작은술(맛을 내기 위해)
- 커민 2 작은술
- 453 g의 양지 스테이크(대각선으로 길고 얇게 썰기)
- 염분이 들어 있는 쇠고기 육수 1 큰술
- 빨간 고추 1개(길게 썰기)
- 양파 1개(길게 썰기)

[조리법]

① 작은 용기에 라임주스, 쇠고기 육수, 마늘, 카옌, 커민을 섞는다.

② 혼합된 양념을 스테이크에 바른 후에 이를 접시에 옮겨 약 2시간 냉동시킨다.

③ 브로일러(소고기, 치킨, 생선 등을 직화로 구워서 요리하는 기구) 또는 야외용 그릴을 달군 후에 스테이크를 적당히 익힌다(중불에서 양옆을 5분간)

④ 한편 눌어붙지 않는 프라이팬에 육수를 넣어 달군 후에 빨간 고추와 양파를 넣어 중불에서 요리한다.

⑤ 양파가 노릇노릇해질 때까지 계속 휘젓는다.

⑥ 스테이크 위에 양파혼합물을 덮어 씌우고 식탁에 올린다.

[분량] 4인용 식사

계피와 코리앤더를 첨가한 양갈비 스테이크

굳이 외식할 필요가 있을 까? 이 양갈비 스테이크는 향긋한 허브냄새가 은은하게 풍기기 때문에 식욕을 자극할 뿐만 아니라 신진대사에 활력을 주고 혈당치를 적당하게 유지시켜 준다.

[재료]

- 453 g의 양갈비 스테이크
- 여과수 1 큰술
- 계피 1 큰술(갈아놓기)
- 코리앤더 1 큰술(갈아놓기)

[조리법]

① 그릴 또는 브로일러를 예열시킨다.

② 양갈비를 여과수로 손질한 후에 계피와 코리앤더를 바른다.

③ 중불에서 석쇠에 굽는 도중에 가끔 뒤집어 약 20분간 익힌다.

[분량] 4인용 식사

새우 크레올

뉴올리온즈의 대표음식이다. 이 레시피는 다양한 식물영양소와 열을 발생하는 허브를 사용하고 있으므로 미각을 자극하고 체중감소에 도움을 줄 수 있다.

[재료]

- 염분이 들어 있지 않은 채소 육수 4 큰술
- 골파(샐러드 양념용) 3개(가늘고 길게 썰어놓기)
- 샐러리 1/2컵(가늘고 길게 썰어놓기)
- 피망 반개(네모나게 썰어놓기)
- 빨간 고추 반개(네모나게 썰어놓기)
- 마늘 2쪽(다져놓기)
- 411 g의 염분이 들어 있지 않은 Muir Glen 토마토 1캔
- 여과수 1/2컵
- 신선한 파슬리 1 작은술(썰어놓기)
- 카옌후추 1/8 작은술
- 껍질을 벗기고 등지느러미 혈관이 제거된 새우(226 g)

[조리법]

① 들러붙지 않은 프라이팬에 육수를 넣고 약한불에서 점차 중불로 데운다.

② 골파, 샐러리, 피망, 빨간 고추, 마늘을 넣고 부드러워질 때까지 살짝 볶는다.

③ 토마토주스, 물, 파슬리, 카엔을 넣고 뚜껑을 연 채로 20분간 삶는다.

④ 새우를 넣고 휘젓는다. 센불에서 끓인다. 불을 낮추고 뚜껑을 닫은 채 새우가 익을 때까지 15~20분간 삶는다.

[분량] 2인용 식사

파슬리와 딜을 첨가한 참도미 저민 것(가시와 내장 뺀 것)

자신이 가장 좋아하는 생선(예: 넙치, 또는 서대기)을 이용하여 저녁에 먹을 수 있는 특별한 요리를 만들어 보자. 요리하기 쉬운 음식이다.

[재료]

- 453 g의 붉은 참도미(또는 자신이 선택한 생선)
- 염분이 들어 있지 않은 채소 육수 1/2컵
- 파슬리 2 큰술(다져놓기)
- 신선한 딜 1 큰술
- 신선한 레몬주스 1/4컵
- 셜롯(Shallot 작은 양파처럼 생긴 것으로 속살이 보랏빛인 채소) 1 큰술(다져놓기)

[조리법]

① 오븐을 148℃까지 예열시킨다.

② 접시 중앙에 참도미를 위치시키고 육수, 파슬리, 셜롯, 딜을 넣는다.

③ 오븐에 접시를 놓고 참도미의 중앙부분이 불투명해질 때까지 약 15~20분간 굽는다.

④ 구운 생선을 요리접시에 옮긴다.

⑤ 프라이팬에 레몬주스를 넣고 축축해진 후에 참도미를 담근다.

[분량] 4인용 식사

맛있는 미트로프

다진 고기에 야채와 달걀을 섞어 식빵 모양으로 구워낸 커다란 음식으로 조리법은 간단하지만 체중감량에 좋은 음식이다.

[재료]

- 113 g의 고기(갈은 쇠고기, 송아지 고기 또는 칠면조)
- 시금치 1/4컵(썰어놓기)
- 양파 1/4컵(네모나게 썰기)
- 마늘 한쪽(다져놓기)
- 카옌후추 1/8 작은술
- 신선한 파슬리 1 큰술(썰어놓기)
- 염분이 들어 있지 않은 Muir Glen 토마토 소스 1 큰술

[조리법]

① 오븐을 204℃까지 예열시킨다.
② 음식처리 용기에 고기, 시금치, 마늘, 카옌, 파슬리를 넣고 혼합한다.
③ 혼합된 음식물을 미니로프 프라이팬에 밀어 넣고 그 위에 토마토 소스를 바른다.
④ 약 30분간 굽는다.

[분량] 1인용 식사

살짝 볶은 가리비

중식이나 석식에서 맛있게 먹을 수 있는 가리비 음식이다. 쪽파, 마늘, 커민이 곁들어 있어 그 맛은 잊을 수 없을 것이다.

[재료]

- 113 g의 가리비(내장 등은 떼어버리고 헹구어놓기)
- 염분이 들어 있지 않은 채소 육수 4 큰술
- 쪽파 2개(다져놓기)
- 마늘 2쪽(다져놓기)
- 커민 1/4 작은술

[조리법]

① 눌어붙지 않는 프라이팬에 육수를 넣고 중불에서 달군다.

② 쪽파, 마늘, 커민을 넣고 약 1분간 살짝 볶는다.

③ 가리비를 넣고 불투명할 때까지 살짝 볶는다.

④ 프라이팬에서 가리비를 꺼내어 접시에 놓고 원하다면 커민을 추가로 넣는다.

[분량] 1인용 식사

양배추를 곁들인 치킨 스프림

예전에 이 요리를 먹은 기억이 있는지 생각해 보라. 빨간 고추와 양배추가 곁들여진 치킨요리는 풍미를 더해준다.

[재료]

- 453g의 뼈를 제거한 닭(1인치 입방체로 잘라놓기)
- 염분이 들어 있지 않은 치킨 육수 2 큰술
- 큰 빨간 고추 1개(두께 0.5 인치로 길이로 썰어놓기)
- Muir Glen Whole 토마토 1캔(411g; 씻어놓기)
- 샐러리 줄기 1개(두께 0.5 인치로 길이로 썰어놓기)
- Muir Glen 토마토 퓨레 1/2컵
- 큰 양파 1개(얇게 길이로 썰기)
- 작은 양배추의 머리부분 1개(썰어놓기))
- 마늘 4쪽(다져놓기)

[조리법]

① 프라이팬에 육즙과 닭고기를 넣고 중불~센불에서 달군다.

② 양파, 마늘, 빨간 고추, 토마토, 퓨레를 넣고 끓인다.

③ 뚜껑을 닫고 약 15분간 삶는다.

④ 샐러리와 채소를 넣는다.

⑤ 뚜껑을 닫고 채소가 부드러워질 때까지 삶는다.

[분량] 4인용 식사

볶아서 삶은 연어요리

오메가-3 지방산이 풍부하여 연어에 향기나는 허브와 향신료를 곁들이면 오늘의 요리가 될 수 있다.

[재료]

- 113 g의 연어
- Muir Glen 토마토 퓨레 1/4컵
- 마늘 5쪽(구워놓기)
- 쪽파 반개(얇게 길이로 잘라놓기)
- 큰 버섯(얇게 길이로 잘라놓기)
- 코리앤더 1 작은술
- 신선한 레몬주스 1 큰술
- 장식을 위해 신선한 파슬리 1 큰술
- Muir Glen Stewed 토마토 1/2캔(198 g; 씻어놓기)

[조리법]

① 눌어붙지 않은 프라이팬에 연어살을 측면에 놓는다.

② 토마토, 토마토 퓨레, 마늘, 쪽파, 버섯, 코리앤더를 넣고 뚜껑을 닫는다.

③ 중불에서 약 15분간 삶는다.

④ 연어가 익으면 요리접시에 옮겨 레몬주스를 뿌린 후 축축한 후에 파슬리로 장식한다.

[분량] 1인용 식사

토마토와 허브를 곁들인 송아지 고기

지루한 평일이 계속되는 경우 기분 전환이 될 수 있는 음식이다. 송아지 고기가 마음에 안 든다면 등심 스테이크를 요리해 보자.

[재료]

- 양파 1/4컵(썰어놓기)
- 마늘 한쪽(다져놓기)
- 여과수 2 큰술
- 신선한 파슬리 1 큰술(썰어놓기)
- 염분이 들어 있지 않은 쇠고기 육수 2 큰술
- 염분이 들어 있지 않은 Muir Glen Diced 토마토 1캔(411g)
- 뼈가 제거된 송아지 다리고기의 원형 또는 등심 스테이크(지방을 제거한 후 두께 1/4 인치로 썰어놓기)

[조리법]

① 중간 크기의 소스프라이팬에 물기가 있는 양파와 마늘을 넣은 후, 양파가 부드러워지고 마늘이 투명하게 될 때까지 살짝 볶는다.

② 토마토와 파슬리를 넣고 휘젓고 끓게 되면 불의 온도를 낮춘다.

③ 뚜껑을 연 채 10분간 달구고 요리된 것을 옆에 비치한다.

④ 또 다른 프라이팬에 육수를 넣고 중불~센불에서 달군 후에 고기를 넣어 원하는 요리상태로 만든다.

⑤ 프라이팬에서 고기를 꺼내어 요리접시에 옮긴다.

⑥ 고기 위에 토마토-허브 소스를 얹어놓고 먹는다.

[분량] 4인용 식사

버섯을 곁들인 닭고기 요리

단시간에 요리할 수 있으며 풍미가 강한 음식이다. 팻플러시 프로그램에 전념하는 사람들에게 강장제가 될 수 있다.

[재료]

- 껍질을 벗긴 닭고기(453 g; 1인치 입방체로 썰어놓기)
- 염분이 들어 있지 않은 닭고기 육수 2 큰술
- 빨간 고추 1/4컵(네모나게 썰기 선택사항)
- 장식을 위해 신선한 파슬리 1/8컵(썰어놓기)
- 버섯 4컵(길이로 썰기)
- 사과 사이다 식초 1/4컵

[조리법]

① 늘어붙지 않는 프라이팬에 육수에 두르고 중불~센불에서 닭고기가 익을 때까지 달군다.

② 버섯, 빨간 고추(선택사항), 식초를 넣고 부드러워질 때까지 달군다.

③ 프라이팬에서 요리된 것을 꺼내어 요리접시에 옮긴다.

④ 신선한 파슬리로 장식한다.

[분량] 4인용 식사

치킨 카봅

닭고기를 잘게 잘라서 꼬치에 꿰어 구운 요리로 특히 어린이들도 각종 채소를 곁들인 이 음식을 좋아한다.

[재료]

- 껍질을 벗긴 닭고기(453 g; 1인치 입방체로 썰어놓기)
- 주키니(zucchini; 오이 비슷한 서양호박) 2컵(입방체로 썰어놓기)
- 노란 호박 2컵(입방체로 썰어놓기)
- 빨간 고추 2컵(입방체로 썰어놓기)
- 226 g의 양송이버섯

[조리법]

① 그릴이나 브로일러를 예열시킨다.
② 꼬치에 입방체 모양의 닭고기와 야채를 번갈아 놓는다.
③ 그릴에서 약 15~20분간 적어도 한번씩 뒤집어 닭고기를 익힌다.
④ 그릴에서 닭고기를 빼내어 요리접시에 담는다.
⑤ 레몬을 얹고 먹는다.

[분량] 4인용 식사

양고기 볶음요리

이 맛있는 요리를 좋아하지 않는 사람이 있을까? 구태의연한 음식의 틀을 넘어 기름기 없는 양고기에 각종 허브와 향신료가 곁들어진 음식이다.

[재료]

- 뼈를 제거하고 기름기 없는 453 g의 양고기(1인치 입방체로 썰어놓기)
- 염분이 들어 있지 않은 쇠고기 육수 2 큰술
- 피망 또는 빨간 고추 1개(얇고 길게 썰어놓기)

- 골파 1/4컵(길게 썰기)
- 마른 겨자 1 작은술
- 신선한 파슬리 1/4컵(썰어놓기)
- 레몬주스 1.5 큰술
- 마늘 한쪽(다져놓기)

[조리법]

① 중간 크기의 용기에 양파, 파슬리, 레몬주스, 마른 겨자를 넣고 혼합한다.
② 이 혼합물에 양고기 토막을 넣어 버무린 후에 옆에 비치한다.
③ 눌어붙지 않는 프라이팬에 육수를 넣고 중불에서 달군다.
④ 마늘과 후추를 넣고 중불에서 약 2~3분간 살짝 볶는다.
⑤ 이를 꺼내 옆에 놓는다.
⑥ 프라이팬에 남아있는 육수를 달군 후에 양고기 혼합물을 넣는다.
⑦ 양고기가 완전히 익을 때까지 달군다.
⑧ 양고기 혼합물에 마늘과 후추를 넣는다.
⑨ 완전히 달군다.
⑩ 프라이팬에서 볶은 음식물을 꺼내어 요리접시에 담고 먹는다.

[분량] 4인용 식사

가정에서 만든 육수와 수프

염분이 들어 있지 않은 채소 육수, 닭고기 육수, 쇠고기 육수를 구입할 수 없는 경우 자신이 직접 만들 수 있으며, 영양가도 높다. 자신이 직접 만든 육수에 각종 뼈를 넣고, 사과 사이다 식초 2~3 큰술을 첨가하여 육수를 만드는 것이 요령이다. 식초를 넣게 되면 뼈에 있는 칼슘이 걸러 나오게 되므로 육수의 칼슘함량이 높아진다. 또한 가능하면 호르몬이나 항생제가 들어 있지 않은 것을 사용하는 것이 바람직하다. 이 육즙은 채소를 볶거나, 계란을 휘저어 부치거나, 단백질 음식에 바를 때에 사용된다.

각얼음을 만들 수 있는 용기에 육수를 넣어 냉동시킨 후, 필요시에 사용할 수 있다. 각 얼음조각은 대개 육수 1 큰술에 해당한다.

채소 육수

감성을 자극하는 식사를 즐길 수 있다.

[재료]

- 여과수 2 ℓ
- 골파 1다발(썰어놓기)
- 마늘 8쪽(다져놓기)
- 월계수 말린 잎
- 신선한 파슬리 가지 8개
- 226 g의 버섯(0.5 인치로 길게 썰어놓기)
- 큰 양파 1개(1인치 조각으로 썰어놓기)
- 샐러리 줄기 3개(1인치 조각으로 썰어놓기)

[조리법]

① 대형 용기에 모든 재료를 넣고 끓인다.
② 불을 낮추고 뚜껑을 연 채 약 1시간 동안 삶는다.
③ 체로 거르고 채소는 버린다.
④ 냉장고에 보관하고 3일 이내에 사용하다.

[분량] 4인용 식사

닭고기 육수

레시피의 풍미를 높여주는 영양소

[재료]

- 여과수 2 ℓ
- 뼈가 있는 닭고기 조각 1.3 kg
- 사이다 식초 3 큰술
- 신선한 파슬리 가지 4개
- 월계수 말린 잎 2개
- 큰 양파 1개(1인치 조각으로 썰어놓기)
- 샐러리 줄기 3개(1인치 조각으로 썰어놓기)

[조리법]

① 대형 용기에 모든 재료를 넣고 끓인다.

② 불을 낮추고 뚜껑을 연 채 약 1시간 동안 삶아 닭고기를 완전히 익힌다.

③ 체로 거르고 채소와 뼈를 버린다. 또한 닭고기는 다음 육수를 만드는데 사용한다.

④ 냉장고에 보관하고 3일 이내에 사용한다.

[분량] 4인용 식사

쇠고기 육수

따뜻하고 건강한 육수

[재료]

- 여과수 2 ℓ
- 쇠고기의 사태 1.3kg
- 사과 사이다 식초 3 큰술
- 신선한 파슬리 가지 4개
- 월계수의 말린 잎 2개
- 큰 양파 1개(1인치 조각으로 썰어놓기)
- 샐러리 줄기 3개(1인치 조각으로 썰어놓기)

[조리법]

① 오븐을 232℃까지 예열시킨다.

② 프라이팬에 뼈와 양파를 넣는다.
③ 뼈가 갈색을 띨 때까지 30분간 굽는다.
④ 오븐에서 꺼낸다.
⑤ 대형용기에 뼈와 양파를 넣는다.
⑥ 대형용기에 물, 식초, 샐러리, 파슬리, 마늘, 월계수 잎을 넣고 끓인다.
⑦ 불을 낮추고 뚜껑을 연 채 약 3시간 동안 삶는다.
⑧ 체로 거르고 채소와 뼈를 버린다. 또한 쇠고기는 다음 육수를 만드는데 사용한다.
⑨ 냉장고에 보관하고 3일 이내에 사용한다.

[분량] 4인용 식사

계란 수프 및 실란트로 수프

단백질을 식탁에 올리는 독특한 음식

[재료]

· 달걀 2개(깨어놓기)
· 염분이 들어 있지 않은 닭고기 수프 4컵
· 장식용 실란트로 1/4컵(썰어놓기)

[조리법]

① 큰 용기에 육수를 넣고 중불~센불에서 끓인다.
② 달걀 2개를 작은 용기에 넣는다.
③ 달걀 2개를 천천히 휘젓고 이를 육수에 넣는다.
④ 불을 낮추고 달걀이 나타날 때까지 계속 휘젓는다.
⑤ 불을 끄고 사발에 담는다.
⑥ 실라트로로 장식하고 바로 먹는다.

[분량] 4인용 식사

스테이크와 함께 제공되는 야채

구운 야채 메들리

곁들어서 먹는 음식으로 권하고 싶다. 실제로 각종 채소들은 육수를 발라 놓아 맛이 정말 좋다. 가지, 주키니(오이 비슷한 서양호박) 또는 노란 호박을 사용해 보라. 아마씨유 1일 요구량에 못 미치는 경우 이들 야채로 보충할 수 있다.

[재료]

· 빨간 피망 1/2컵(조각으로 잘라놓기)
· 노란 피망 1/2컵(조각으로 잘라놓기)
· 양파 1/2컵(얇고 길게 잘라놓기)
· 버섯 1/2컵(얇고 길게 잘라놓기)
· 염분이 들어 있지 않은 육수(선택사항) 2 큰술

[조리법]

① 접시에 각종 채소를 놓는다.
② 채소를 육수와 혼합한다.
③ 약 10분간 끓인다.

[분량] 1인용 식사

다진 양배추 샐러드

아삭아삭 씹히고 원기가 회복되는 음식을 원한다면, 바로 이것이다. 여분의 코울슬로를 이용하여 아마씨유 1일 요구량을 보충할 수 있다.

[재료]

- 그린 캐비지 1컵(찢어놓기)
- 레드 캐비지 1/2컵(찢어놓기)
- 작은 피망 반개(대충 잘라놓기)
- 작은 빨간 고추 반개(대충 잘라놓기)
- 작은 양파 반개(대충 잘라놓기)
- 작은 샐러리 줄기 1개(썰어놓기)
- 히까마 1/2컵(껍질을 벗겨 강판에 갈아놓기)
- 드레싱: 사과 사이더 식초 1/2컵 / 마늘 1/2 작은술(다져놓기) / Stevia Plus 1/2 작은술(선택사항) / 카옌후추 1/2 작은 술(선택사항)

[조리법]

① 대형 용기에 양배추, 히까마, 후추, 양파, 샐러리를 넣는다.

② 또 다른 용기에 식초, 마늘, 스테비아 플러스, 카옌후추를 넣어 잘 혼합한다.

③ 채소혼합물에 드레싱을 넣고 가볍게 버무린다.

④ 뚜껑을 닫은 채 적어도 1시간 동안 냉동한 후 먹는다.

[분량] 4인용 식사

구운 가지

섬유질이 많고, 칼로리가 적으며, 풍미가 넘치는 채소요리를 원한다면 가장 선택하기 쉬운 음식이다.

[재료]

- 염분이 들어 있지 않은 육수 1/4컵(쇠고기, 닭고기 또는 채소)
- 중간 크기의 가지 1개(0.5인치로 길게 썰기)
- 레몬주스 1잔

[조리법]

① 오븐을 218℃까지 예열시킨다.

② 프라이팬에 육수를 붓는다.

③ 길게 썬 가지를 프라이팬에 넣고 유즙으로 양면을 가볍게 바른다.

④ 10분간 굽는다.

⑤ 가지를 뒤집고 또 10분간 굽는다.
⑥ 레몬주스를 넣고 몇 분간 방치한다.

[분량] 4인용 식사

따뜻한 아스파라거스 및 버섯

이 음식은 가족 모두가 좋아하게 되는 풍미가 높은 채소 혼합물이며 건강에도 유익하다. 아스파라거스는 신장과 방광을 청소하는 놀라운 효과를 가지고 있다. 버섯에는 비타민 B가 풍부하게 들어 있다.

[재료]

· 아스파라거스 스피어 453 g(1인치 크기로 잘라놓기)
· 염분이 들어 있지 않은 1 작은술
· 버섯 4컵(얇고 길게 잘라놓기)
· 양파 1/2컵(썰어놓기)
· 마늘 1 작은술(다져놓기)
· 신선한 레몬주스 1/4컵
· 아마씨유 2~4 큰술

[조리법]

① 신선한 아스파라거스 줄기를 부드럽게 구부려 절단한다.
② 밑부분의 절반은 버리고 나머지를 대각선으로 길게 자른다.
③ 아스파라거스 줄기를 삶아 아삭아삭하고 부드럽게 한다.
④ 옆에 비치한다.
⑤ 눌어붙지 않는 프라이팬에 육수, 버섯, 양파, 마늘을 넣고 부드러워질 때까지 달군다.
⑥ 이어 아스파라거스 줄기를 넣고 레몬주스를 뿌린다.
⑦ 약한불~중불에서 아스파라거스 줄기를 달군다.
⑧ 아스파라거스 줄기를 프라이팬에서 꺼내어 요리접시에 놓고 냉각시킨다.
⑨ 실온에서 요리접시에 아마씨유 1 큰술을 뿌려 축축하게 한다.

[분량] 4인용 식사

스파게티 호박

이 음식은 열을 생성하는 계피와 함께 팻플러시 프로그램의 각종 영양소를 혼합한 맛있는 요리이다. 부드러운 수박 형태의 호박은 딱딱하고 짙은 색의 껍질이 있는 것을 선택한다.

[재료]

- 스파게티 호박 1개
- 큰 마늘 2쪽(다져놓기)
- 계피 1/2 작은술
- 아마씨유 1~2 큰술

[조리법]

① 호박을 반으로 자른 후에 씨를 제거한다.
② 눌어붙지 않은 기름종이가 깔린 팬에 반으로 자른 호박을 넣고 측면을 자른다.
③ 190℃의 온도에서 30분간 굽는다.
④ 포크를 이용하여 호박의 껍질에서 과육을 분리한 후에 이를 요리접시에 담는다.
⑤ 마늘, 계피, 오일을 뿌리고 가볍게 버무린다.

[분량] 4인용 식사

구운 마늘

집에서 손쉽게 할 수 있다. 매 끼니를 장식하거나 곁들이는 요리를 만들고 싶을 때는 매주 2~3회씩 만들어 냉장고에 3~4일간 보관한다.

[재료]

- 마늘의 머리부분(원하는 만큼)

[조리법]

① 오븐을 176℃까지 예열시킨다
② 파치멘트 종이에 마늘 머리부분을 싼다.
③ 오븐에 약 45분간 방치한다.

아티초크 샐러드

지방을 연소시키는 음식으로 풍미가 있고 시각을 즐겁게 한다.

[재료]

- 물에 잠긴 아티초크 하트 2캔(425g) 또는 여과수 2컵 + 신선한 아티초크 하트 4개)
- 마늘 1쪽(다져놓기)
- 신선한 레몬주스 1/4컵
- 카옌후추 1/2 작은술
- 아미씨유 4 큰술
- 사과 사이다 식초 1.5 큰술
- 장식용 3가지 색의 푸성귀

[조리법]

① 아티초크 하트 캔에서 물기를 제거하고 이를 물로 헹군다.
② 큰 용기에 아티초크 하트 4개를 놓고 마늘과 함께 으깬다.
③ 아마씨유, 레몬주스, 식초, 카옌후추를 넣고 휘저어 잘 섞는다.
④ 남아있는 아티초크 하트를 4등분하고 이를 드레싱과 잘 섞는다.
⑤ 적어도 1시간 동안 냉장고에 보관한다.
⑥ 푸성귀 위에 배열한 후 먹는다.

[분량] 4인용 식사

샐러드 드레싱

산뜻한 샐러드 드레싱

활기가 넘치는 기분이 되고 싶다면? 상추와 여러가지 채소 위에 이 음식을 얹고 시식해 본다.

[재료]

· 아마씨유 4 큰술
· 사과 사이다 식초 3 큰술
· 신선한 레몬주스 3 큰술

[조리법]

① 작은 용기에 모든 재료를 넣고 마개를 한 후에 30초 동안 진탕한다.

[분량] 4인용 식사

라임향기가 나는 아마 드레싱

활기를 주는 완벽한 음식

[재료]

· 아마씨유 4 큰술
· 신선한 라임주스 4 큰술
· 마늘 2쪽(다져놓기)
· 카옌후추 1/4 작은술

[조리법]

① 작은 용기에 모든 재료를 넣고 마개를 한 후에 30초 동안 진탕한다.

[분량] 6인용 식사

조미료

팻플러시 프로그램용 케첩

풍미가 가득하지만 체중에 대한 불안감은 느껴지지 않는다.

[재료]

- Muir Glen 토마토 퓨레 2 큰술
- 사과 사이다 식초 1.5 작은술
- 스테비아 플러스 1/8 작은술
- 마늘 1/2 작은술(곱게 다져놓기)
- 카옌 1 작은술(선택사항)

[조리법]

① 작은 용기에 모든 재료를 넣고 철사체를 이용하여 잘 휘젓는다.

[분량] 1인용 식사

팻플러시 프로그램용 칵테일 소스

자신이 즐겨 찾는 새우나 다른 생선을 이용한 음식에 맛을 더할 수 있다.

[재료]

- 팻플러시 프로그램용 케첩(레시피는 참조)
- 신선한 실란트로 1 작은술(곱게 다져놓기)
- 카옌후추 3 작은술(맛을 내기 위해)
- 신선한 레몬주스 또는 라임주스 1 작은술
- 마른 겨자 1/4 작은술

[조리법]

① 지시한대로 팻플러시 프로그램용 케첩을 준비한다.

② 레몬(또는 라임) 주스, 마른 겨자, 실란트로, 카옌후추를 넣는다.

③ 철사채로 잘 섞는다.

[분량] 1인용 식사

가정용 살사

팻플러시 프로그램에서 소개한 간단한 요리를 맛본 가족들은 이구동성으로 탄성을 지를 것이다. 이 음식은 짧은 시간 내에 만들어 자신이 좋아하는 채소를 즐길 수 있다.

[재료]

- 작고 신선한 할라페뇨 페퍼(Jalapeno pepper 멕시코가 원산지인 고추의 일종. 톡 쏘는 매운 맛이 강하나 금방 입안에서 매운 맛이 사라지는 것이 특징) 1~2개(다져놓기 선택사항)
- 염분이 들어 있지 않은 Muir Glen 토마토 1캔(411 g 물기는 뺀 것)
- 골파 6개(흰색 부분만 사용 곱고 네모나게 썰기)
- 실라트로 1/8컵(곱게 다져놓기)
- 피망 1/4컵(곱고 네모나게 썰기)
- 마늘 2쪽(곱게 다져놓기)
- 라임 반쪽을 사용한 주스
- 사과 사이다 식초 2 큰술

[조리법]

① 모든 재료들을 섞는다.

② 수 시간 또는 하룻밤 동안 냉장고에 보관한다.

[분량] 4인용 식사

간식

맵게 양념한 달걀 요리

이 달걀 요리에는 체중을 줄이는 오메가-3 지방산이 들어 있으며 팻플러시 프로그램에서 권하는 각종 허브를 사용하고 있다.

[재료]

· 삶은 계란 2개
· 아마씨유 1/2 큰술
· 사과 사이다 식초 1/2 작은술
· 마른 겨자 1/4 작은술
· 카옌후추 1 작은술(선택사항)
· 장식용으로 신선한 딜 및 파슬리 가지
· 골파 1/2 작은술(흰색 부분 사용. 곱고 네모나게 썰기)
· 곱게 다진 마늘 1/4~1/2 작은술(맛을 내기 위하여)

[조리법]

① 삶은 계란을 냉수에 넣어 식힌다.
② 껍질을 벗긴 다음 세로로 2등분한다.
③ 노른자를 꺼내서 작은 용기에 넣는다.
④ 여기에 기름, 식초, 양파, 마늘, 겨자를 넣고 잘 섞는다. 스푼으로 노른자를 떠서 데코레이션 튜브에 넣어 흰자 속에 곱게 짜 넣는다.
⑤ 위에 딜과 파슬리를 저며서 장식한다.

[분량] 1~2인용 식사

대접할 때

과일 맛이 나는 과일샤베트

팻플러시 프로그램의 3단계에 있는 경우 큰 마음먹고 이 음식을 즐길 수 있다. 이 레시피는 순수하게 과일을 사용하여 일정한 혈당치를 유지시킬 수 있는 단백질이나 기름의 함량을 고려하지 않은 것이다.

걸죽하게 만드는 경우 과일의 섬유질이 분해되어 혈당치를 상승시킬 수 있다.

[재료]

- 신선한 레몬주스 1 작은술(선택사항)
- 스테비아 플러스 1/4~1/2 작은술(과일이 달지 않은 경우 맛을 내기 위한 선택사항)
- 2등분한 딸기 1/2컵
- 라즈베리 1/2컵

[조리법]

① 음식조리기에 모든 재료를 넣고 부드러워질 때까지 퓨레로 만든다.

② 이를 냉장고에 보관한다(약 3~4시간).

[분량] 1인용 식사

시간 절약 요령 부분적으로 해동된 과일을 사용하면 즉시 샤베트를 먹을 수 있다.

내가 허기나 탐식을 느끼지 않고 프로그램의 3단계를 실시하고 있다는 것이 자랑스럽다. 이제는 소금이나 트랜스지방 없이도 각종 단백질이나 채소를 즐길 수 있게 되었다. 나는 팻플러시 프로그램이 소개하는 방법을 통해 가공식품이나 여분의 탄수화물 음식을 적게 먹게 되었다. 또한 몇 년 동안 먹지 않았던 달걀을 다시 먹을 수 있게 된 것도 다행스러운 일이다. 그동안 달걀이 고콜레스테롤 식품이라고 알고 있어서 먹지 않았다. 나는 아침에 커피를 마시지 않는다. 대신 레몬이 들어간 온수나 건강을 유지시키는 차를 마시고 있다.

– 바브(Barb K.)

양념

팻플러시 프로그램에서 소개하고 있는 다양한 허브와 향신료를 이용하는 경우 단순한 요리를 이국적인 요리로 만들 수 있고 또한 곁들어 먹을 수 있는 이점이 있다. 카옌, 커민, 파슬리, 실란트로, 딜, 아니스, 회향, 월계수 잎, 생강, 정향, 코리앤더, 시나몬, 겨자, 사과 사이다 식초 등은 일상생활에서도 맛볼 수 있는 양념일 뿐만 아니라 팻플러시 프로그램에서 필수적인 역할을 하고 있다. 이들 양념은 신진대사를 증진시키고 여분의 조직액을 제거하며, 탐식을 억제하는데 도움이 된다. 생활에 활력을 부여할 수 있는 양념은 다음과 같다.

식품	허브 및 향신료	식품	허브 및 향신료
생선	딜, 회향, 생강	쇠고기	커민, 마늘, 정향
양고기	계피, 마늘, 정향	가금류	겨자, 마늘, 카옌
달걀	파슬리, 커민, 겨자	수프	월계수 잎, 파슬리, 딜
양배추	아니스, 생강, 사과 사이다 식초	오이	일, 사과 사이다 식초, 파슬리
푸성귀	마늘, 사과 사이다 식초, 딜	호박	계피, 정향, 생강

이국적인 풍미를 위해 아래에 소개하는 건조 혼합 양념을 고기, 생선, 양고기, 가금류 등에 발라서 요리할 수 있다.

아시아 요리 | 갈은 생강 1/8컵, 마른 겨자 1 큰술, 다진 마늘 1쪽, 썰어놓은 양파 1 작은술

미국 현지화된 멕시코 요리 | 커민 2 큰술, 코리앤더 1 작은술, 카옌 1/2 작은술, 시나몬 1/2 작은술

모로코 요리 | 썰어놓은 양파 1/2컵, 다진 마늘 2쪽, 커민/코리앤더 2 작은술, 카옌후추 1/4 작은술

좋아하는 레시피를 팻플러시 레시피로 변경하기

이전에 자신이 즐겨 사용하였던 각종 재료를 팻플러시 프로그램으로 변경할 수 있는 비결을 소개한다. 다음에 소개하는 차트에서 기존의 음식재료를 대체할 수 있는 요령을 제시하였으므로, 가족이 좋아하는 레시피에서 트랜스지방, 설탕, 정제된 탄수화물, 글루텐 등의 함량을 감소시켜도 각종 풍미가 사라지지 않고 음식의 맛을 낼 수 있다. 또한 음식재료를 대체하여도 그 맛은 더욱 높아질 수 있으므로 시도해 보자. 아마도 다른 사람들은 맛의 차이를 못 느낄 것이다.

기존의 레시피	지방배출 프로그램에서 권하는 재료
마가린, 요리기름 또는 버터 1 큰술	갈은 아마씨유 3 큰술. 아마가 들어가면 구울 때에 색이 갈색으로 빨리 변하므로 굽는 시간을 줄이거나 오븐의 온도를 낮춘다.
설탕	설탕 2 작은술에 대하여 1팩의 스테비아 플러스를 사용하거나 향기가 나는 회향, 칼더먼, 아니스, 캐러웨이, 코리앤더 등을 갈아 으깬 후에 사용한다.
전유 또는 탈지유 1컵	고단백 유청 파우더 2 큰술 + 여과수 1컵

기존의 레시피	지방배출 프로그램에서 권하는 재료
매운 후추 소스	소량의 카옌
마른 허브 1 작은술	신선한 허브 1 작은술
소금 1 작은술	Cardia 소금 1 작은술
무가당의 구운 초콜릿 28g	캐러브(carob) 파우더 3 큰술+여과수 1 큰술 및 쌀겨유 1 큰술
코코아 1 큰술	캐러브(carob) 파우더 1 큰술
소스 및 수프의 증점제로 사용되는 밀가루 1 큰술과 섞은 마가린 2 큰술	건강식품점에서 출시되고 있는 애로루트(arrow root) 또는 칡. 애로루트는 칼슘을 공급하며, 칡에는 철이 풍부하게 들어있다. 그 밖에 소스의 점도를 높이기 위해 계란 노른자위를 사용하며 수프의 경우 퓨레로 만든 콜리플라워를 이용할 수 있다.
달걀 1개	오메가-3 지방산이 풍부하게 들어 있는 달걀(주: 달걀에 알레르기가 있는 경우 갈은 아마씨 1 큰술에 물 3큰술을 섞은 후에 2~3분간 방치한다).
제라틴	동물유래 제라틴 대신에 한천이 함유된 제라틴을 건강식품점에서 구입하여 사용할 수 있다. 한천은 섬유질을 공급하여 장내의 수분을 흡수한다.
베이킹파우더 (알루미늄 함유)	알루미늄이 들어 있지 않은 동일한 양의 베이킹 파우더(낮은 함량의 나트륨과 곡물이 들어 있지 않은 것).
빵가루를 묻히거나 튀기는 것	음식재료에 육수, 물, 와인을 넣고 습기를 유지하기 위해 접시를 밀봉한 상태에서 굽는다.

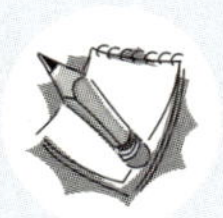

나는 컨설턴트이며 회사를 운영하고 있다. 토요일 아침 차를 운전하는 도중에 라디오 쇼를 통해 팻플러시 프로그램을 알게 되었다. 당시 내 몸은 뚱뚱하고 가스가 많이 나와 스스로를 혐오할 정도였다. 내 나이는 62세이었고 올챙이배 뿐만 아니라 배에는 지방 띠가 둘러져 있었다. 내 체중은 난생 처음으로 72 kg을 육박하였으며 옷을 살 때에도 사이즈가 제일 큰 것을 고를 수 밖에 없었다. 나는 이 프로그램을 실시하기로 결심하였다. 이후 갑자기 내 체중은 감소하기 시작하였으며 기분도 상당히 좋아졌다. 내 체중도 61 kg를 기록하여 무려 11 kg가 감량한 셈이 되었다. 이제는 나는 수영복을 입어도 편안한 느낌이 든다.

프로그램을 실시하면서 나의 식습관은 변화되었으나 그다지 고통을 느끼지 않았다. 나는 늘 파스타와 빵을 좋아하였으나 이후 섭취하는 양을 줄이면서 체중감량에 차이를 확인하게 되었다.

나도 다른 사람들과 마찬가지로 각종 다이어트를 한 바 있으나 실제로 효과가 나타난 것은 이 프로그램이 처음이었다. 나는 음식물을 선택할 때 이 프로그램에서 권하고 있는 아마씨유와 크랜베리 주스를 기억하고 이를 섭취하려고 노력하였다. 최근 휴가를 즐기면서 과식을 하게 되었다. 집에 돌아와서 프로그램을 5일 동안 실시하였고 다시 성과를 확인하였다. 나는 팻플러시 프로그램에서 제시하는 원칙에 대하여 감사하게 생각하고 있으며 앞으로도 기꺼이 준수할 것이다.

– 이렌 에버렐(Irene Averell)

기타 요리정보

팻플러시 프로그램의 레시피에서 제시하는 계량상의 문제를 해결하고 이를 매주 쇼핑 시에 활용할 수 있도록 측정단위를 아래에 예시하였다.

건조 및 액체 당량	
1 작은술 또는 이하	= 1 pinch
3 작은술	= 1 큰술
4 큰술	= 1/4컵
$5\frac{1}{3}$ 큰술	= 1/3컵
8 큰술	= 1/2컵
$10\frac{2}{3}$ 큰술	= 2/2컵

건조 및 액체 당량	
16 큰술	= 1컵
2컵	= 1 pint
4컵	= 1 quart
2 pint	= 1 quart
4 quarts	= 1 gallon
썰어놓은 양파 1컵	= 큰 양파 1개
썰어놓은 피망 1컵	= 큰 피망 1개
썰어놓은 토마토 1컵	= 큰 토마토 1개
썰어놓은 토마토 1/2컵	= 플럼 토마토(토마토의 한 품종) 2개
네모나게 자른 샐러리 1/2컵	= 큰 줄기 1개
길게 자른 쪽파 3 큰술	= 큰 쪽파 1개
썰어놓은 마늘 1 작은술	= 큰 마늘 1쪽
레몬주스 3 큰술	= 중간 크기 레몬 1개를 사용한 주스
라임주스 2 큰술	= 라임 1개를 사용한 주스
신선한 허브 1 큰술	= 건조 허브 1 작은술
길게 자른 버섯 1컵	= 중간 크기의 버섯 6~8개
Stevia Plus 1/4 작은술	= Stevia Plus 1팩

11

CHAPTER

팻플러시에 관해 궁금한 모든 것

Because You Asked

11

팻플러시에 관해 궁금한 모든 것

저술활동을 비롯하여 사람들 앞에서 강연할 때나 라디오 쇼를 진행하면서 나는 언제나 전 세계에 있는 사람들로부터 솔직한 의견을 기다리고 있다. 실제로 사람들과 직접 대화를 할 수 있다는 것은 즐거운 일이다. 사람들이 팻플러시 프로그램에 감명을 받았다거나, 건전한 영양섭취가 그들의 삶에 활력소가 되었다거나, 질의응답이 그들에게 큰 도움이 되었다는 것을 들었을 때 큰 기쁨을 느꼈다.

사람들의 관심사에는 늘 공통점이 존재한다. 따라서 팻플러시 프로그램에 대한 사람들의 궁금증을 참고하는 것도 유익하리라 생각한다.

연령, 단계 및 성별

▶ 팻플러시 프로그램은 연령에 제한이 있는가?

이는 상황에 따라 좌우될 수 있는 문제이다. 팻플러시 프로그램의 초기 2단계는 엄격하게 칼로리를 제한하고 있으므로 12세 이하의 어린이가 이를 실천하는 것은 쉽지 않지만 3단계는 건강을 위한 선택사항이다. 여러분의 자녀들이 나이에 상관없이 본 프로그램에서 주창하는 올바른 지방을 섭취하게 되면 상당한 건강상의 이점이 있을 것이다. 실제로 오메가-3 지방산이 풍부하게 들어 있는 아마씨유와 생선기름은 어린이들에게도 영양상으로 우수하다. 많은 임상시험에서 확인된 바와 같이, 뇌에 낮은 농도의 필수지방산이 존재하면 주의력 결핍 과잉행동장애ADHD, 우울증, 폭력적인 행동 등 각종 신경학적 및 심리학적 증상이 나타난다. 어린이들이 먹는 시리얼이나 팬케이크에 아마씨유(2 작은술~1 큰술)를 발라주면 오일섭취에 가장 바람직한 변화가 나타나게 된다. 이러한 변화를 통해 생활 속에서 바람직한 효과를 기대할 수 있다.

오일섭취의 변화는 10대 소녀들에게도 큰 효과를 나타낼 수 있다. 월경이 시작되기 2주 전부터 감마리놀렌산GLA 이 풍부하게 들어있는 달맞이꽃 종자유를 섭취하면 월경전증후군과 관련된 두통, 민감, 복부불쾌감, 근육경련, 유방압통 등을 완화할 수 있다. 자녀들의 바람직한 지방 섭취는 몸에 유익하다고 말할 수 있다.

▶ **임산부나 수유부도 괜찮은가?**

여성의 경우 최적의 영양상태를 유지하기 위해 칼로리를 보충해야 하는 시기가 있는데 임신과 수유가 이에 해당한다.

임산부는 체중 증가에 신경을 써야 하는데 체중이 감소되지 않거나 유지하는 것을 우선해야 한다. 실제로 임신 2주기와 3주기에 매일 적어도 여분의 300 칼로리가 필요하며 수유 시에 매일 500 칼로리가 여분으로 필요하게 된다. 의사들은 건강한 임신부의 체중이 임신하기 전보다 13 kg가 더 불어나야 한다고 권하고 있다. 임산부가 저체중일 경우 12~18 kg의 체중이, 고체중일 경우 6~11 kg의 체중이 더 늘어나야 한다.

이전에 언급한 바와 같이, 팻플러시 프로그램의 3단계는 임산부나 수유부를 위한 기본적인 식사프로그램인데, 기준시점에서 각 단계의 음식물을 섭취하여도 체중이 증가하지 않거나 허기를 느끼는 경우 각 단계의 음식물을 추가하게 된다. 미국식품의약청FDA의 권고사항에 따라 임신이나 수유 중에 유일하게 다이어트에서 변경해야 할 것은 매주 어류 섭취량을 340 g까지 줄이고 큰 물고기(예: 상어, 황새치, 옥돔, 고등어)를 섭취하지 않는 것이다. 이들 생선에 함유된 수은은 적은 양이라도 태아의 뇌 발달에 지장을 일으킬 수 있다. 또한 엽산 등을 포함한 종합비타민을 제외하고 체중을 감량시키는 보조제, 특히 허브 성분이 들어 있는 보조제는 임신이나 수유 중에 복용하지 않도록 한다. 엽산은 여성에게 공통으로 부족한 비타민으로 전 세계적으로 가장 결핍되기 쉬운 비타민으로 인식되고 있다.

나는 출산한 여성이나 수유를 중단한 여성의 경우 체내를 안전하고 깨끗하게 청소하고 체중을 감량시키기 위하여 팻플러시 프로그램의 초기 2단계를 실시하도록 권하고 있다.

임산부와 수유부는 아마씨유 및 GLA 보조제 이외에도 다른 필수지방산을 3단계에서 추가로 섭취할 수 있다. 그 예로 DHA로 알려진 도코사헥사에노산docosahexaenoic acid을 들 수 있는데, 이 물질은 보다 지방질이 많은 생선(예: 연어, 정어리)이나 오메가-3 지방산이 많이 들어 있는 달걀에서 발견되고 있다. DHA 캅셀은 통상적인 정제과정을 통하여 환경호르몬인 폴리염화비페닐PCB, poly chlorinated biphenyl과 수은 및 비소 등의 중금속을 제거하여 정제되고 있다. 환경호르몬은 화학물질로 인한 호르몬 교란이라고 할 수 있다. 생식계통에 이상을 일으키는 물질을 통칭해서 학자들은 '내분비계 교란 물질'이라고 부른다. 환경호르몬은 생물체 내로 들어간 후 마치 호르몬인 것처럼 작용해 생물체의 성기능을 마비시키거나 생리 균형을 깨뜨린다. 현재 확인된 것은 DDT, DES, PCB류(209종), 다이옥신(75종), 퓨란류(135종) 등 현재까지 51여 종류에 달한다.

인간의 뇌는 지방이 60 %를 차지하고 있으며 이중에서 가장 많이 존재하는 것이 DHA이다. DHA는 유아의 지능, 시신경의 발육에도 필요한 성분이다. 결핍되면 여러 가지 장애가 일어날 수 있으므로, 임산부와 수유부는 적극적으로 DHA를 섭취하는 것이 바람직하다. 그러나 미국 여성의 모유에서 관찰된 DHA 농도는 전 세계에서 가장 낮은 것으로 알려져 있다.

임산부의 경우 태아기에 각종 보조제와 함께 1일 200 mg의 DHA를 섭취하도록 한다. 수유부의 경우에는 DHA 섭취량을 400 mg까지 증가시켜 산후우울증으로부터 모체와 태아를 보호하도록 한다. 수유를 할 수 없는 여성은 처방된 양보다 100 mg의 DHA를 추가로 섭취한다. 일부 DHA 제제는 해조 추출물을 유효성분으로 하고 있으므로 채식주의자에게 권하고 싶다.

▶ 갱년기나 폐경기를 앞두고 있는 여성이 유의해야 할 사항은?

물론 있다. 폐경기에 있는 아시아 여성과 서구여성을 비교한 각종 임상연구에서 아시아 여성이 서구여성에 비하여 전환기를 비교적 쉽게 경험하고 전반적인 건강상태가 양호하다고 보고되어 있다. 아시아 여성의 경우 이소플라본isoflavone 이라고 하는 식물성호르몬을 매일 섭취하고 있다는 것이 그 주된 이유의 하나로 거론되고 있다. 이는 여성호르몬인 에스트로겐과 유사한 역할을 하는 대체호르몬으로 호르몬 장애로 인한 홍조, 발한 등 각종 증상을 완화시키는 물질로 알려져 있다. 이소플라본은 콩, 칡뿌리, 리그난 등에 많이 들어 있다.

이소플라본은 여성호르몬인 에스트로겐과 분자구조 뿐만 아니라 효능도 유사하여 폐경기 이후 여성의 각종 증후군을 완화시켜 주고, 골다공증 예방과 혈중 콜레스테롤을 저하시키는 역할을 한다.

팻플러시 프로그램에 참가하고 있는 폐경기 여성이 달맞이꽃 종자유, 보리지 또는 블랙커런트씨유에 포함된 GLA 뿐만 아니라 롱라이프 칵테일에 포함된 갈은 아마씨유를 섭취할 경우 기분의 두드러진 변화를 조절할 수 있으며, 홍조나 야간발한의 정도를 감소시키고 건조된 피부에 윤기를 줄 수 있다.

▶ 남편도 관심이 많다. 남성에게 기대할 수 있는 이점은 무엇이며 여성과 비교하여 차이점은 어떤 것이 있는가?

남성이 이 프로그램을 실시하면 1단계에서 약 7 kg의 체중이 감소된다. 실제로 남성의 근육량은 여성에 비해 20 %가 많다. 근육량이 많다는 사실은 남성이 여성보다 체중감소능력이 높다는 사실을 입증한다. 근육은 지방에 비해 많은 양의 칼로리를 연소시키므로 골격에서 남성은 여성보다 우위에 있다.

일반적으로 팻플러시 프로그램에 참가하는 남성들에게 개인차가 관찰되고 있다. 남성의 경우 높은 신진대사를 충족시키기 위해 다량의 친화적 탄수화물이 필요하므로 1단계에서 3단계로 바로 가는 경우가 많다.

또한 일부 남성은 매일 226 g 이상의 단백질을 섭취하거나, 점심이나 저녁식사에도 쇠고기, 어류 및 닭고기의 비중을 56 g까지 증가시키는 경우도 있다. 대다수의 남성들은 아침에 섭취하는 유청단백질의 양을 2배로 증가시킬때 편안함을 느낀다고 말한다.

▶ 갑상선과 관련된 체중증가 문제가 기타 유형의 호르몬 불균형과 연관성이 있는가?

그렇다. 인체에서는 프로게스테론으로부터 3가지 에스트로겐이 생산되고 있다. 에스트론E1 Estrone, 에스트라디올E2 Estradiol, 에스트리올E3 Estriol. 그 3가지 중에서 에스트리올의 효과가 가장 약하다. 에스트로겐은 세포를 성장, 증식, 분화시키는 일을 하는데 세포가 과다하게 성장, 증식, 분화되면 암을 유발할 수 있다. 자궁암의 경우 100 %

에스트로겐 수용체 양성이며, 유방암은 95 %가 에스트로겐 수용체 양성이다. 그러므로 오늘날 HRT나 ERT 등 호르몬대체요법으로 에스트로겐을 복용하는 여성의 경우, 성호르몬과 결합하는 글로블린의 수치를 증가시켜 갑상선호르몬 등의 다른 호르몬이 분비되는 것을 억제할 수 있다. 그 결과 체중증가, 피로, 수족냉증 및 발한억제능력의 결여 등이 나타나게 된다. 에스트로겐 및 프로게스테론의 수치는 검사를 통해 측정할 수 있다.

이러한 증상을 예방하기 위해서는 크림 형태의 천연 프로게스테론을 복용하는 것도 도움이 된다. 이후 그 결과를 3개월마다 체크하여 이를 자신의 일지에 기록하고 평가하는 것이 바람직하다. 프로게스테론을 복용하여 호르몬의 불균형이 개선되었다면 갑상선과 관련된 체중문제는 에스트로겐 우세 현상 및 프로게스테론의 결핍과 연관성이 있다고 말할 수 있다.

준수사항

▶ 팻플러시 프로그램은 반드시 준수해야만 하는가? 그렇지 않으면 개인적으로 약간 변경시켜도 문제가 없는가?

물론 개인차에 따라 프로그램의 내용을 변형시킬 수 있다. 이 프로그램은 엄격한 규칙에 바탕을 둔 것이 아니다. 따라서 원칙을 지키는 것이 중요하다. 여러분이 최선의 결과를 얻고자 한다면 될 수 있는 대로 프로그램에서 제시하는 각종 요소를 이용하여 자신의 식사량을 구축해 나가는 것이 바람직하다. 그 예로 롱라이프 칵테일, 온수 및 레몬, 수분 섭취량 증가, 기름기 없는 단백질, GI 지수가 낮은 과일 및 채소, 아마씨유, GLA 보조제 등을 들 수 있다. 각 요소는 특이적인 체지방 연소과 이뇨특성을 가지고 있다.

팻플러시 프로그램의 1단계를 변화시키는 가장 일반적인 방법의 하나는 초기단계에 친화적인 탄수화물 음식 중에 하나를 추가하는 것이다. 예를 들면 아침식사에 새싹 전곡빵sprouted whole-grain bread과 저녁에 완두콩 반컵 또는 요리된 당근, 겨울호박, 고구마 등을 섭취하는 것이다.

▶ 아마씨유 오일을 음식물과 함께 섭취해야할 이유가 있는가?

그렇다. 아마씨유 오일을 음식물(샐러드 드레싱이나 채소를 버무릴때 오일 사용)과 함께 섭취하게 되면, 음식물이 오일을 유화시켜 체내 흡수를 쉽게 하며 필수지방산의 용도를 극대화시킬 수 있다. 실제로 독일의 유명한 생화학자인 버드비히 박사는 아마에 대한 초기 연구에 헌신하였는데, 각종 채소류, 요구르트 및 열을 생성하지 않는 레시피에 아마를 항상 첨가하였다.

▶ 아마씨유를 냉장고에 보관해야하는 이유는?

아마씨유는 고도의 불포화지방이므로 열, 공기 등에 극히 민감하여 부적절하게 처리하는 경우 부패하기 쉽다. 이런 이유로 아마씨유는 반드시 냉장고에 보관하여야 한다. 250 *ml*의 아마씨유가 들어 있는 용기를 구입한 경우 약 3주일간 사용할 수 있다.

그러나 선선한 날씨에서는 냉장고에 보관하는 것 보다 건냉암소에 보관하는 것이 바람직하다. 또한 아마씨유를 냉장고에 보관할 경우 유효기간은 약 1년이다.

▶ 아마씨가 인체에 유해하다고 하는데 사실인가?

리그난이 많이 들어 있는 아마씨유는 적당히 섭취하면 인체에 무해하다. 그러나 아마씨의 경우 리마콩, 얌yam(남미에서 나는 고구마), 죽순 등과 마찬가지로 시안화 배당체cyanogenic glycoside를 함유하고 있다. 시안화 배당체는 인체에서 티오시안화염thiocyanate으로 대사되어 일시적으로 충분한 요오드를 흡수하는 갑상선의 기능을 억제할 가능성이 있으며, 그 결과 갑상선종을 발현시킬 위험성이 높아지게 된다.

이러한 문제점을 피할 수 있는 2가지의 방법이 있다. 그 한 가지는 매일 완전히 갈은 아마씨를 최대 3~4 큰술에 해당하는 용량으로 섭취하는 것이다. 또 다른 방법은 아마씨를 불에 구워 시안화 배당체를 분해하여 비활성시키는 것인데 이때 아마씨에 들어 있는 유익한 오메가-3 지방산은 그대로 보존된다. 아마씨를 구울 때는 프라이팬에 아마씨유를 펼쳐 놓고 121°C에서 15~20분 동안 아마씨가 바삭바삭해질 때까지 굽는다. 이때 불의 온도가 148°C 이상이 되면 아마씨유는 트랜스 형태로 전환되어 몸에 유해한 물질이 된다.

그런데 아마씨유는 시안화 배당체를 함유하지 않는다.

▶ 카놀라 오일을 사용하지 않는 이유는 무엇인가?

일명 '캐나다 오일'이라고 알려진 카놀라 오일은 필수지방산(예: 오메가-3가 다량 함유된 아마, 생선기름 또는 오메가-6가 많이 들어 있는 GLA를 함유한 달맞이꽃 종자유, 보리지 또는 블랙커런트씨유) 중에서 가장 바람직하지 않은 물질이다. 또한 현재 출시되고 있는 대다수의 카놀라 오일은 다수의 정제과정을 거치고 있으며 유전학적으로 생산하고 있다. 카놀라 오일은 장기간에 걸친 안정성 시험결과가 발표된 바 없으며 알려지지 않은 알레르겐(알레르기를 유발하는 물질)이 함유되어 있다고 보고되어 있다.

▶ 팻플러시 프로그램은 특정 허브와 향신료에 초점을 맞추고 있는데 그 이유는 무엇인가?

프로그램의 초기 2단계에서는 인체의 내부를 깨끗하게 청소하면서 체중이 감량될 수 있도록 하는데 주안점을 두고 있다. 초기 2단계에서 선택된 각종 허브와 향신료는 열생성 물질로서, 인체의 신진대사를 증가시켜 에너지 소비를 배가시키는 역할을 한다. 또한 이뇨작용을 하고 탄수화물의 대사와 소화과정에도 관여하고 있다.

그러나 향신료의 사용에 대해서는 그다지 제한을 두지 않고 있다. 음식의 맛을 높이고 열을 생성시키는 향신료의 예로 카옌, 마른 겨자, 생강, 마늘 등을 들 수 있다. 이들 허브와 향신료는 풍미를 높여주면서도 체중감량과 건강을 증진하는데 일익을 담당하고 있다. 월계수 잎, 계피, 정향, 코리앤더 등은 인슐린 수치를 조절하는데 도움이 되고 파슬리, 실란트로, 회향, 아니스, 사과 사이다 식초 등은 이뇨작용을 나타낸다. 또한 딜, 회향, 아니스 등은 소화 작용을 돕고 있으며, 커민의 경우 퇴행성질환을 예방할 수 있다.

▶ 프로그램의 1단계나 2단계에서는 낙농제품의 섭취를 권하지 않고 있는데 칼슘을 충분히 섭취하기 위해서는 어떻게 해야 하는가?

걱정할 필요는 없다. 1단계 및 2단계에서는 뼈를 증강시키는 푸성귀를 소개하고 있으므로 자유롭게 선택할 수 있다. 그 예로 케일, 물냉이watercress, 파슬리, 에스캐롤escarole(약간 쓴 맛이 나고, 장식용이나 수프에 쓰임), 민들레 잎, 순무 잎, 복초이, 아루굴라arugula(샐러드용으로 많이 쓰는 인기 채소인데 겨자과에 속함. 한국에서는 구하기 힘들므로 시금치로 대체할 수 있음), 앤다이브endive, 브로콜리 등을 들 수 있다.

이하, 식품 중에 들어있는 칼슘의 양은 다음과 같다.

식품	칼슘함유량	식품	칼슘함유량
우유 1컵	300 mg	콜라드 잎 1컵	226 mg
순무 잎 1컵	195 mg	민들레 잎 1컵	147 mg
브로콜리 1컵	250 mg		

따라서 팻플러시 프로그램에 참가하는 사람들은 점심과 저녁식사 시에 칼슘이 많이 들어있는 채소류를 섭취하는 것이 좋다. 또한 육수에 사과 사이다 식초를 첨가하여 볶은 채소요리는 맛도 좋다.

세계보건기구에서는 1일 약 450 mg의 칼슘을 섭취하도록 권장하고 있는데 미국의 경우 이를 800~1500 mg까지 섭취하도록 권하고 있다. 매일 250~400 mg의 칼슘을 섭취하는 경우 빈번하게 관찰되는 골다공증이나 둔부골절 등의 증상이 나타나지 않게 된다. 또한 팻플러시 프로그램을 실시하고 있는 사람이라면 카페인, 설탕, 알코올 및 곡류나 쌀겨의 섬유질에 의해 칼슘이 소실되지 않고 체내에 그대로 보존되어 이를 완전히 이용할 수 있다.

그러나 아직도 걱정하는 사람이 있다면 칼슘이 다량으로 들어 있는 해조류를 섭취하길 권한다. 이들 해조류는 칼슘과 철 이외에도 미량의 미네랄이 풍부하게 함유된 영양의 보고이다. 예를 들면 톳나물을 섭취하는 것이다. 톳나물은 우유 1잔과 비교하여 칼슘의 양이 14배까지 높다. 톳나물을 요리할 때는 찬물에 행군 후 약 20분간 그대로 방치시킨다. 그 다음 톳나물을 꺼내어 샐러드나 로즈 수프와 버무리는 것이다. 당근이나 신선한 생강을 넣어 볶아서 먹을 수도 있다.

▶ 단백질은 프로그램에서 필수적인 구성요소인데 실제로 섭취할 수 있는 양은 어느 정도인가?

과거에는 체중 1 kg당 단백질 1 g을 섭취하는 것이 통상적인 기준이었다. 그러나 최근 들어 이같은 기준이 변경되고 있다. 새로운 임상결과에서 특정한 개인들은 권고된 단백질보다 많은 양을 섭취해야한다고 보고되어 있는데 역도선수, 근육질이 많은 사람, 면역억제환자, 단백결핍환자(장기간의 수분저류, 근육의 위축, 근육량의 감소, 허리둘레의 증가, 피로, 빈혈, 창상치유의 지연, 모발 감소) 등이 이에 해당한다. 일부 국가에서는 단백질의 섭취량을 배가하여 체중 1 kg당 단백질 1~1.5 g을 섭취하도록 권고하고 있다.

그러나 정확한 단백질의 섭취량에 대해서는 아직도 논란이 끊이지 않고 있다. 수년 동안 나는 국립 식품 영양 연구 위원회National Research Council의 Food and Nutrition Board에서 다음과 같이 권고하고 있는 단백질의 섭취량을 채택하고 있다.

연령층	단백질 섭취량	연령층	단백질 섭취량
성인남자	70 g	소녀(13~15세)	62 g
성인여자	58 g	소녀(16~20세)	58 g
임산부	65 g	소년(13~15세)	75 g
수유부	75 g	소년(16~20세)	85 g

이러한 수치는 최소한의 단백섭취량을 나타낸 것으로 최적의 건강 상태를 유지할 수 있는 양은 아니다. 단백섭취량을 측정하는 최선의 방법은 시행착오를 경험하는 것이다. 점심이나 저녁식사를 할 때 약 60 g 정도의 단백질을 추가할 수 있으며, 이때 고단백의 유당이 함유되지 않은 유청 셰이크를 과일과 함께 간식으로 먹는다.

음식물에 함유된 단백질 양은 다음과 같다.

식품	함유량	식품	함유량
달걀 1개	7 g	유청 분말 1~2주걱	20 g
고기, 생선, 가금 또는 치즈 28 g	7 g	두부 113 g	7 g
템페 56 g	7 g		

▶ 나는 채식주의자이다. 음식을 섭취할 때 유의사항은 무엇이며 단백질 공급원으로 콩을 이용하면 어떨까?

솔직하게 말해서 동물성 단백질은 중요한 역할을 하고 있으므로 채식주의자의 경우 고기, 달걀, 생선, 가금류 등에 들어 있는 아미노산과 동등한 공급원을 찾기가 쉬운 일은 아니다. 캘리포니아주 토런스에 위치한 에트론 의학연구소의 생화학자인 돈 타일러 박사에 의하면 완전한 채식주의자의 식단에서 결여된 5가지의 중요한 아미노산은 리신lysine, 메티오닌methionine, 카르니틴carnitine, 타우린taurine, 트립토판tryptophan 이라고 한다.

식사와 함께 리신, 메티오닌, 카르니틴, 타우린 등의 아미노산이 함유된 보조제를 복용하는 것이 첫 번째 단계이다. 또한 콩으로 만든 단백질 분말도 시판되고 있으므로 채식주의자가 이를 섭취하는 것도 이와 같은 4가지의 단백질을 보충하는데 도움이 될 것이다. 물론 채식주의자도 1일 유청 단백질 셰이크를 섭취하여 필요한 아미노산을 보충할 수 있다.

콩은 단백질 공급원이지만 다량의 탄수화물을 함유하고 있다. 예를 들어 230 g의 병아리콩에는 무려 120 g의 탄수화물이 들어 있다. 따라서 콩은 탄수화물 식품으로 간주되기도 한다.

프로그램의 3단계에서 소량의 탄수화물 음식을 다시 섭취할 수 있다(1단계 및 2단계에는 탄수화물 음식이 포함되어 있지 않다).

▶ 계란 노른자를 먹어도 실제로 아무런 문제가 없을까? 항상 고콜레스테롤 식품이라고 생각하고 있었는데…

아무런 문제가 없다. 앞에서 언급한 바와 같이, 매일 달걀 2개를 먹어도 아무런 문제가 없다. 달걀은 고품질의 단백질을 함유하고 있는 식품의 하나이다. 실제로 달걀 노른자에는 각종 미네랄, 비타민과 함께 45 %의 단백질이 들어있다. 또한 오메가-3가 다량으로 함유된 달걀이 출시되고 있는데, 이 계란 노른자에는 콜레스테롤 수치를 저하시키는 200 mg의 오메가-3 지방산이 함유되어 있다. 또한 계란노른자는 감염증을 격퇴시키는 비타민 A의 우수한 공급원이다.

실제로 많은 임상시험에서 달걀 노른자의 뛰어난 효과가 입증되고 있다. 가장 최근에 실시된 임상연구에서 하루 적어도 2개 이상의 달걀을 섭취하는 성인의 경우 혈중 콜레스테롤 수치가 증가하지 않는다고 보고되어 있다. 1999년 4월에 미국의학저널 JAMA에 발표된 2차례의 임상시험에서 하버드대학 연구진들은 40,000명의 남성과 80,000명의 여성을 대상으로 8~14년 동안 달걀의 소비현황을 조사한 바 있다. 이 임상시험에서 매일 1개 이상의 달걀을 섭취한 피험자의 경우 기타 다이어트 패턴과 위험인자를 고려하더라도 일주일에 하나 이하의 달걀을 섭취한 피험자와 비교하여 심장병이나 발작의 빈도가 낮게 관찰되었다. 하버드 의과대학의 임상팀은 현실적으로 최적의 건강을 위하여 달걀 섭취량을 7개로 제한하였다.

따라서 팻플러시 프로그램에 따라 아침식사를 할 때 삶은 달걀, 반숙한 달걀 또는 스크램블드에그의 형태로 하여 먹을 수 있다. 요리된 달걀에 채소 육수 또는 닭고기 육수를 발라 먹으면 맛있는 요리가 된다. 또한 달걀을 프로그램의 열생성 허브, 향신료와 함께 저혈당에 도움이 되는 채소(예: 양파, 버섯, 고추 등) 등과 곁들여 먹을 수 있다.

▶ 단백질 공급원으로 송아지 간 등을 먹게 되면 도움이 될까?

아주 도움이 된다. 송아지의 간이나 췌장 등은 영양가가 아주 높다.

실제로 간에는 비타민 B, 철 및 DHA가 많이 들어 있어 인체의 뇌와 눈에 중요한 지방산을 공급한다. 수년 전에 내가 뉴욕주의 한 병원에서 영양전문가로 재직하고 있을 때 빈혈로 고생하는 많은 여성들에게 매주 2회 114 g의 송아지 간을 식단에 추가한 결과 철의 수치가 증가된 것을 확인하였다. 출시되고 있는 철 함유 제제는 변비를 유발한다. 나는 송아지의 간이 월경불순이나 경도의 빈혈에 큰 효과가 있다고 생각한다. 물론 유기농의 간이 바람직하다.

▶ 돼지고기가 빠진 이유는 무엇인가?

돼지고기를 현미경으로 관찰해 보면 그 이유를 명백히 알 수 있다. 미국에서 사육되는 돼지에는 선모충병을 유발하는 트리키넬라 스피랄리스Trichinella spiralis 라는 선충이 관찰되고 있다. 이 선충에 오염된 돼지고기는 근육속에 선충의 알이 들어있어 이런 돼지고기를 날로 먹으면 이 알이 사람의 장내에서 부화하여 작은 선충이 되는데, 이 선충은 사람의 장기를 아무데나 뚫고 들어갈 수 있다. 흔히 혈관을 통해서 몸 전체로 퍼지게 되는데 가장 많이 나타나는 곳이 사람의 근육 속이다. 이 선충이 사람의 근육 속으로 파고들면 이유없이 심한 근육통, 설사, 발열, 코막힘, 호흡기 장애 등이 나타나고 심하면 사망까지 초래할 수 있다. 더 이상 언급할 필요가 있을까?

▶ 외식할 때 초밥을 먹어도 괜찮을까?

초밥을 먹는 것은 바람직하지 않다. 날생선에는 편충 뿐만 아니라 아니사키스Anisakine larvae 와 같은 선충이 기생하고 있다. 이들 기생충은 날생선이나 조리되지 않은 생선을 섭취하는 경우 위장이나 소장벽에 침투하여 중증의 염증과 통증을 유발하게 된다. 또한 충수염, 위염, 위암 등의 유사한 증상을 나타낼 수 있다. 날생선을 주식으로 하는 일본의 경우 이러한 기생충을 제거하기 위하여 수술하는 경우가 흔하다.

팻플러시 프로그램은 인체의 내부를 청결하게 하는 체중감소 프로그램이므로 인체의 에너지를 무력화시킬 수 있는 음식물은 섭취하지 않도록 한다.

▶ 설탕이 제외되고 있는 이유는 알겠으나 아스파탐과 같은 설탕대용물도 체중을 감량하는데 장애요소가 될 수 있는가?

아스파탐aspartame 이라는 당분은 인슐린 분비를 자극하여 체중감량에 역작용을 나타낼 뿐만 아니라 건강에도 해를 가할 수 있다고 알려져 있다. 이 농축 감미료는 거의 칼로리를 갖고 있지 않으나 인슐린 기전에 작용한다. 80,000명의 여성을 대상으로 6년간에 걸쳐 실시된 임상연구에서 인공감미료의 섭취가 높을수록 체중증가 현상이 나타났다고 보고되어 있다.

또한 아스파탐은 탐식작용을 억제하고 있는 신경전달물질인 세로토닌의 분비를 억제한다고 알려져 있다. 인체에서 세로토닌 농도가 감소하면 설탕이나 탄수화물에 대한 갈망이 급속도로 높아지게 된다. 이에 따라 고착현상binging 이 초래되어 체중이 증가한다.

다이어트 드링크에 함유된 아스파탐의 경우에도 혈당을 유지하는데 중요한 역할을 하는 크롬의 양을 감소시킨다. 체내에 크롬의 양이 부족하면 혈당의 조절기전이 와해되어 인슐린 저항이나 탄수화물 불내성의 증가를 가져온다.

▶ 바람직한 감미료는 어떤 것이 있는가?

내가 권하고 싶은 유일한 브랜드는 스테비아 플러스Stevia Plus인데 이 감미료는 건강식품점에서 구입할 수 있다. 스테비아Stevia는 파라과이의 인디안 종족에 의해 발견되어 수백년 동안 사용하고 있는 허브의 일종이다. 스테비아의 당도는 설탕에 비해 30배가 높으나 칼로리는 없으며, 지방을 축적시키는 인슐린 분비를 유발하지 않으면서도 혈당수치를 증가시키지 않는다.

이 천연 허브를 사용하면 복부팽만감, 속쓰림 및 고혈압의 발생을 억제하며 요산의 생성 등이 감소된다. 과학자들도 스테비아를 사용하고 있다. 약물학 저널Journal of Ethnopharmacology에 발표된 임상연구에서 스테비아 사용시에 혈관확장작용으로 인하여 혈압이 감소되고 뇨의 양이 증가되었다고 보고되어 있다.

스테비아 플러스는 출시되고 있는 다른 스테비아와 다르게 고혈당을 유발하는 말토덱스트린maltodextrin을 함유하지 않는다. 그 대신에 천연 곡물이나 채소에서 유래된 프락토올리고당 fructo oligosaccharide이 들어 있다. 프락토올리고당은 일반적인 탄수화물과는 달리 소화흡수성이 없고 에너지원으로 이용되지 않으며 인체 내의 대표적인 유용미생물인 비피도박테리아의 증식인자임이 확인된 바 있다.

▶ V-8 등의 채소음료를 마실 수 있는가?

그렇다. 3단계부터 채소음료를 마실 수 있다. 그러나 나트륨 함량이 적은 브랜드를 이용하는 것이 바람직하다.

▶ 요리 스프레이를 사용할 수 있는가?

그렇다. 3단계에서 사용할 수 있으나 올리브 오일 스프레이는 가끔 이용하는 것이 좋다.

▶ 올리브를 섭취할 수 있는가?

물론이다. 올리브는 프로그램의 3단계에서 소개되고 있는데 그 구성성분으로 올레산이 다량 함유되어 혈당수치나 인슐린 농도를 조절하는데 도움이 된다.

대용물

▶ 나는 아마의 맛이 좋지 않다고 생각한다. 아마씨유 대신에 아마유 캅셀로 대체하면 어떨까?

가능하지만 주의가 필요하다. 때때로 캅슐화 과정에서 오일의 품질에 영향을 줄 수 있다. 이 경우 캅셀에 구멍을 뚫고 오일의 맛을 시험해 본다. 견과 맛이 나면 아무 문제가 없으나 톡 쏘는 뒷맛과 함께 쓴맛을 느끼는 경우 부패가 된 것을 의미한다.

또한 아마씨유는 캅셀 형태보다 훨씬 경제적이다. 그러나 자주 여행을 하는 경우에 캡셀을 휴대하는 것이 보다 편리할 수도 있으므로 최상의 것을 선택한다. 9개의 아마씨유 캡셀은 아마씨유 1 큰술에 해당한다. 따라서 매일 아마씨유 2 큰술을 사용하는 것은 18개의 캡셀에 해당되므로 매끼 마다 6개씩 사용한다.

▶ 아마씨유 대신에 갈은 아마씨를 사용할 수 있을까?

물론 사용할 수 있다. 아마씨유 1 큰술은 갈은 아마씨 3 큰술에 해당한다. 프로그램의 1단계 및 2단계에서는 갈은 아마씨를 채소에 뿌리거나, 샐러드에 섞거나 과일 스무디에 사용할 수 있다. 3단계에서는 갈은 아마씨를 커티지 치즈나 요구르트에 사용할 수 있다. 그러나 롱 라이프 칵테일에는 씰리움을 사용한다.

아마씨유 대신에 갈은 아마씨를 사용하는 경우 매끼마다 섬유질을 추가로 섭취할 수 있는 이점이 있다. 아마씨에 함유된 리그난은 아마씨유 보다 많다. 다른 식물과 비교하여 800배의 높은 리그난을 함유하고 있는 아마씨는 항산화작용을 나타내며 폐경 전후의 불쾌감을 완화시키고 유방암, 전립선암 등을 예방할 수 있다. 실제적으로 캐나다의 마가렛 병원 및 토론토 병원에서 실시된 임상시험에서 유방암 환자가 매일 갈은 아마씨 2 큰술을 섭취한 결과 유방암 성장이 억제되었다. 2000년 12월 7일에 이러한 임상결과가 미국 텍사스주의 샌 안토니오에서 개최된 국제유방암회의에 발표되었을 때 언론에서는 이를 "하루에 머핀 1개를 먹으면 유방암을 예방할 수 있다"는 표제어로 대서특필하였다. 또한 리그난은 용해성 섬유소이므로 일정한 혈당치를 유지하고 콜레스테롤 수치를 감소시킨다.

▶ 아마씨유 대신에 생선 기름을 사용하면 어떨까?

특별한 이유로 아마를 사용할 수 없는 경우 PCB와 중금속이 제거된 생선 기름을 사용할 수 있다. 이 경우 생선 기름 1 큰술은 아마씨유 1 큰술에 해당된다. 맛에 차이가 있으므로 생선 기름을 아침 스무디에 넣고 단숨에 들이키고 싶다는 생각이 들것이다.

아마씨와 생선 기름 모두에 오메가-3 지방산이 다량으로 함유되어 있다. 각종의 임상시험에서 이 두 물질은 동물성 지방보다 3배나 빠른 연소능을 가지고 있다. 이에 따라 '항비만 지방' 이라고도 한다.

또한 오메가-3 지방산인 EPA, DHA 등을 함유하고 있는 생선 기름은 건강을 보호하는 이점이 부각되고 있다. 다수의 임상시험에서 생선 기름은 심장의 리듬을 촉진하고, 혈액응고를 방지하며, 혈액순환을 증가시키고, 염증을 억제하는 동시에 중성지방의 수치 및 혈압을 저하시킨다고 보고되어 있다. 2000년 10월 미국심장협회AHA에서는 매주 적어도 두 끼니에 85 g의 지방이 많은 생선을 섭취해야 한다고 권하고 있다. 미국 FDA에서도 오메가-3의 효능을 인정하고 있는데 2000년 10월 FDA는 "오메가-3가 심장병의 위험도를 낮춘다는 학술적 증거가 있다"고 발표하였다.

다이어트 권위자인 시어스 박사는 고품질의 생선 기름은 우울증, ADHD, 알츠하이머병, 파킨슨씨병 등의 신경질환을 치료하는 유용한 수단이 될 수 있다고 주장하고 있다.

▶ 아마씨유를 올리브 오일로 대체할 수 있을까?

미안하지만 대체할 수 없다. 요리의 맛을 내주는 올리브 오일은 프로그램의 3단계에서 소개되고 있으나 아마씨유를 대체할 수는 없다. 올리브 오일에는 아마에서 관찰되는 필수지방산이 들어 있지 않다. 아마씨유는 독특한 지방연소능을 가지고 있을 뿐만 아니라 면역기능을 증진시키고, 심장병을 예방하는 효과가 있으며 남성의 수정능력을 향상시킨다. 아마를 습관적으로 복용하고 있는 팻플러시 프로그램의 참가자들은 이구동성으로 피부와 머리결이 윤택해지고 손톱과 발톱의 건강이 좋아졌다고 말하고 있다.

▶ 내가 살고 있는 지역에서는 천연 크랜베리 주스를 구입할 수가 없다. 이를 다른 주스로 대체할 수 있을까?

크랜베리 주스를 다른 주스로 대체하는 것은 바람직하지 않다. 그 이유는 다른 주스들은 팻플러시 프로그램의 크랜베리 주스가 지향하고 있는 모든 목적에 반하기 때문이다. 크랜베리 주스에는 플라보노이드flavonoid, 효소, 유기산(예: 사과산, 시트르산, 퀸산) 등이 들어 있어 이를 섭취하는 경우 림프계에 고착된 지방축적물을 유화시키는 효과가 있다. '체내의 쓰레기 채집기'라고 부르는 있는 림프계는 간에서 처리되지 않은 모든 노폐물을 이송하는 역할을 한다. 크랜베리 주스에 들어 있는 유기산이 정체된 림프계 노폐물을 소화시키고 있으므로 셀룰라이트가 사라지게 된다.

여러분이 사는 지역에서 천연 크랜베리 주스를 구입할 수 없다면 4장에서 언급한 단순한 레시피를 이용하기 바란다. 또한 비휴가철에 크랜베리를 구입할 수 없다면 11월에 대량으로 구입하여 냉장고에 보관하면 오랫동안 사용할 수 있다.

▶ 크랜베리 주스에 함유된 탄수화물의 용량이 눈에 거슬리고 있다. 그 대신에 농축된 크랜베리 캅셀을 복용하면 어떨까?

농축된 크랜베리 캅셀을 복용하면 요로계 감염증을 예방하고 치료하는데 큰 도움이 된다. 그러나 내 경험에 비추어볼 때 1단계에서 크랜베리 주스 – 물 혼합물이나 2단계 및 3단계에서 농축된 형태의 무가당 크랜베리 주스를 대체할 수 있는 것은 없다. 크랜베리 주스는 액상으로 되어 있으므로 인체에 신속히 흡수되어 간의 해독경로에 관여하고, 림프계에 고착되어 있는 노폐물을 소화시키는데 도움을 준다.

크랜베리 캅셀은 비적절하게 위산이 분비되거나 불충분하게 소화효소가 존재하는 사람들이 복용하기는 어렵다고 말할 수 있다. 무가당 크랜베리 주스의 탄수화물 용량은 아무런 문제를 일으키지 않는다. 크랜베리는 식품공급원이라기 보다 림프계에 정체된 노폐물을 소화시키는 촉매역할을 한다. 팻플러시 프로그램에서 제시하는 크랜베리 주스의 1일 용량인 250 *ml*에는 15 g의 탄수화물이 들어 있다. 크랜베리 주스는 물에 희석되어 있으므로 체내를 압도할 만큼 일시에 탄수화물이 인체에 흡수되지 않는다.

▶ 롱라이프 칵테일에서 씰리움 대신에 씰리움 정제를 복용해도 무방한가?

그렇다. 씰리움 대신에 씰리움 정제 또는 고섬유소 보조제로 대체할 수 있다. 라벨에 명시된 사항을 준수하면 아무런 문제가 없다.

▶ 나는 어떤 형태의 씰리움도 섭취할 수 없다. 이를 대체할 수 있는 물질이 있는가?

물론 대체할 수 있는 물질이 있다. 씰리움 1 작은술 대신에 갈은 아마씨 1 큰술을 사용하면 된다.

▶ 프로그램에서는 유청단백질을 권하고 있으나 콩단백질 분말을 사용할 수 있을까?

사용할 수 없다. 나는 채식주의자를 대상으로 매주 2회 두부 및 템페의 형태로 통제품을 사용하도록 권고하였으나 오래 전에 콩단백질 분말은 바람직하지 않다고 결론 내렸다.

콩은 완전한 단백질 식품이 아니다. 왜냐하면 간을 해독시키는 유황이 함유된 메티오닌methionine이 결여되어 있기 때문이다. 또한 콩은 음식물 알레르겐이며 다수의 효소억제와 피트산이 들어 있어 체내에서 아연과 철을 제거할 수 있다. 콩에는 구리가 다량으로 들어 있으므로 행동과다현상, 공황발작, 탈모, 부신기능 탈수증후군, 피로, 갑상선기능저하증을 항진 또는 악화시킬 수 있다.

유청단백질은 단백질 분말보다 많은 이점이 있다. 유청단백질에는 모든 단백질 공급원이 유효하게 들어 있으며 간의 해독과정에서 주요 항산화제의 하나인 글루타티온glutathione의 생성을 증가시킨다.

그러나 콩에 함유된 이소플라본isoflavone은 폐경 전후의 40대 초반에서 50대중반 여성에게 호르몬대체요법으로 사용할 수 있다. 아시아 사람들이 매일 통상적으로 섭취량에 해당하는 1일 100 mg의 콩을 섭취하면 약제가 될 수 있다.

▶ 레몬을 라임으로 대체할 수 있는가?

물론 가능하다. 레몬을 라임으로 대체하거나 두 가지를 각각 반씩 사용할 수 있다.

보조제 및 약물요법

▶ 보조제를 반드시 복용해야 하나?

공액리놀레산CLA, conjugated linoleic acid 뿐만 아니라 감마리놀렌산GLA 및 아마에서 유래된 필수지방산을 포함하는 특정 보조제는 실제로 팻플러시 프로그램을 효율적으로 실시하는데 중요하다. 이 필수지방산은 항상 자신의 체중이나 지방을 감량하는 목적을 염두에 두고 특정 목적을 지향하는 각 단계에서 제시되고 있다. 달맞이꽃, 보리지 또는 블랙커런트씨유에서 유래된 GLA를 1일 용량으로 360 ~ 400 mg을 섭취하게 되면 갈색지방세포BAT를 동원하여 지방연소를 촉진하여 여분의 칼로리가 연소됨에 따라 인체의 에너지가 증가된다. 또한 감마리놀렌산GLA은 생리전 증후군을 조절하며, 류마티스 관절염의 발현이나 건선이나 습진과 같은 피부증상을 예방할 수 있다.

과학자들은 다이어트에 가장 중요한 장애물이 '허기'라는 사실을 입증한 바 있다. 매일 아마씨유 2 큰술을 섭취하게 되면 허기가 사라지게 되는데 이는 포만감을 오래 지속시킬 수 있기 때문이다. 허기를 느끼지 않으므로 음식물을 찾지 않게 된다. 아마씨유는 신진대사를 증진시키고 음식에 빠질 수 있는 유혹을 제거한다. 또한 아마씨유는 항산화제 및 식물성 스테롤의 강력한 공급원으로 후자의 경우 면역계에 주요한 역할을 한다.

팻플러시 프로그램의 3단계에서 매끼니 마다 1,000 mg의 공액리놀레산CLA을 추가적으로 복용하게 되면 인체의 연소능력을 도와주게 된다. CLA는 지방을 연소시키는 보험증권과도 같다. 체중이 증가한다고 해도 이 중 50 %는 근육으로 재축적된다. 또한 CLA는 생체계에서 강력한 항산화제로 작용하여 유방암을 예방하는 역할을 한다.

▶ 프로그램에서 복용할 수 있는 다른 보조제는 무엇인가?

종합비타민과 미네랄 보조제는 인체에 도움을 줄 수 있다. 또한 체중감량이나 체지방을 연소시키는 가장 중요한 물질의 예로는 간을 보호하는 큰엉겅퀴 및 민들레, 혈당 및 인슐린 수치를 조절하는 크롬, 메티오닌, 이소티놀, 콜린 및 지방을 동원하는 L-카르니틴을 들 수 있다. 다이어트를 하는 동안에 이러한 성분 중에 적어도 2~3가지를 함유하는 보조제를 복용하는 것이 바람직하다.

무엇보다 내가 권하는 보조성분은 마그네슘이다. 이 미네랄은 변비뿐만 아니라 카페인 금단증상으로 인한 두통으로 고생하고 있는 사람들에게 특히 유효한 보조성분이다. 또한 마그네슘은 주요 근육이완제이므로 장내상태 또는 연동운동을 회복시키는 역할을 한다. 마그네슘은 간을 통하여 분해되고 있는 에스트로겐(정제 또는 HRT 요법)을 위시하여 각종의 독소를 에스코트하여, 간이 본래의 기능을 보다 효과적으로 발휘할 수 있도록 도와준다. 또한 마그네슘은 뼈의 건강에 중요한 역할을 하며, 칼슘함량의 균형상태을 유지시키며, 칼슘흡수를 높일 수 있도록 각종 물질을 비타민 D로 전환시킨다.

21세기의 우리 생활양식은 고도로 정제된 식품, 피임제 및 스트레스에 둘러싸여 있으므로 마그네슘 결핍문제가 만연하고 있다. 마그네슘의 경우 1일 섭취량으로 400 mg이 권장되고 있으나 대부분의 사람들은 1일 100 mg 미만이다. 우리들이 즐겨 마시고 있는 커피, 차, 알코올, 콜라 등은 뇨를 통하여 마그네슘을 바로 배출시키는 역할을 한다. 마그네슘 결핍에 의해 발현되는 증상으로 신경질, 과민, 우울, 피로, 심계항진, 진전, 경련 등을 들 수 있다. 1990년에 의사인 아브라함 박사가 실시한 임상시험에서 마그네슘이 결핍되면 혈중 칼슘량이 감소되어 골 재구축과정에 나쁜 영향을 미치며 에스트로겐의 대사를 붕괴시킨다고 보고되어 있다.

칼슘과 별도로 마그네슘을 섭취하는 것이 바람직한데 이는 그 자체로 흡수되어야 하기 때문이다. 마그네슘은 장내성bowel tolerance 에 따라 1일 400~1,200 mg까지 섭취할 수 있다. 그러나 장의 불내성이 관찰되는 경우 마그네슘의 섭취량을 서서히 증가시킬 수 있다.

▶ 롱라이프 칵테일에서 약물이 씰리움 껍질과 상호작용을 나타낼 수 있는가?

그렇다. 씰리움에 들어 있는 수용성 섬유소는 피임제 및 기타 처방의약품(건조 갑상선제제)의 유효성을 억제할 수 있다. 따라서 롱라이프 칵테일과 함께 약물을 복용하지 말고 이러한 칵테일을 마시기 6시간 전후에 약물을 복용한다.

▶ 피임제로 데포-프로베라Depo-Provera를 복용한 후 체중이 늘었다. 대처할 수 있는 방법은 무엇인가?

데포-프로베라를 더 이상 복용하지 않고 다른 방법을 빨리 찾아보는 것이 현명하다. 데포-프로베라는 프로게스틴progestin을 주사형태로 투여하므로 보다 많은 액체가 체내에 저류될수 있다. 농축 프로게스틴이 바로 그 범인인 것이다. 이 성분은 인슐린 감수성을 저하시켜 지방에 수분체중을 추가할 수 있다.

현재 낮은 용량의 피임제가 다수 출시되고 있다. 그러나 2장에서 언급한 바와 같이, 피임제를 포함한 모든 합성호르몬은 간에 과도한 스트레스를 가하여 해독이 가속화될 수 있다. 그 결과 담즙의 흐름에 장애를 주게 되어 지방연소능력을 저해한다. 이에 따라 데포-프로베라를 복용하는 여성의 경우 체중이 13 kg까지 늘어날 수 있다는 것은 놀라운 일이 아니다.

데포-프로베라를 더 이상 복용하지 않고 다른 방법을 모색하는 경우 간을 보호하고 에스트로겐과 프로게스틴을 분해할 수 있는 물질을 섭취하는 것이 바람직하다. 팻플러시 프로그램에서는 간을 보호하는 영양소를 소개하고 있는데 간의 기능을 원활하게 하기 위하여 다음과 같은 물질을 추가로 섭취할 수 있다.

- 엉겅퀴 : 강력한 항산화제로서 간세포의 손상을 방지하는 역할을 한다. 또한 간을 수복시키는 재생인자로서 담즙정체를 방지한다. 1일 500~2,000 mg을 섭취한다.
- 민들레(포공용) : 간 기능을 증진시키고 혈액을 정화시키는 물질로

서 전세계적으로 오랫동안 사용되고 있다. 1일 500~2,000 mg을 섭취한다.

· 아티초크 : 또 다른 혈액정화인자로서 혈중 콜레스테롤 수치를 저하시키며 손상된 간의 회복을 돕는 작용을 한다. 1일 300~500 mg을 섭취한다.

▶ 현재 항우울제인 프로작Prozac을 복용하고 있으나 이 약이 체중감소에 해롭다는 기사를 보고 약 복용을 중단하고 싶다. 이에 대한 대안이 있는가?

물론 있다. 현재 약 2천만명의 미국인들이 우울증으로 고생하고 있다. 자신이 프로작Prozac이나 다른 유사한 약(Zoloft 등)의 복용을 중단하고자 하는 경우 먼저 담당의사의 지시에 따라야 한다. 이어 Ultra H-3 등의 우수한 제품을 복용할 수 있는데 이 약은 뇌에 존재하는 효소인 모노아민 산화 효소MAO : monoamine oxidase의 농도를 조절할 수 있다. 뇌의 MAO 농도가 높아지면 노르에피네프린(인체에 활력을 부여하는 호르몬) 등의 분비를 저해하여 조기노화 뿐만 아니라 우울증을 유발하게 된다.

다수의 임상시험(적어도 3개월간 약물투여)에서 우울증을 치료하는 Ultra H-3의 안정성과 유효성이 입증된 바 있다.

▶ 프로그램을 실시하는 동안에 이브프로펜ibuprofen, 감기약 등과 같은 일반의약품OTC이나 처방의약품의 복용을 피하여야 하는가?

약은 모두 간을 통하여 분해되고 있으므로 일반의약품이 처방의약품의 복용은 될 수 있는 대로 피하는 것이 바람직하다. 팻플러시 프로그램의 주요 목적이 1차 지방연소기관인 간의 기능을 보호하는데 있음을 기억할 필요가 있다. 약물로 인해 간에 부하를 주는 것은 바람직하지 않다.

또한 간 기능에 위해한 타이레놀을 복용하는 경우 특히 세심한 주의가 필요하다.

감기에 걸려 콧물이 나오거나 소화계에 문제가 있어도 체내를 청결하게 하는 과정이므로 약물을 복용하지 않아도 무방하다. 이는 팻플러시 프로그램이 정상적으로 실시되고 있는 과정이며 체중감량에 한걸음 다가가는 것이기 때문이다. 일반적으로 해독과 관련된 증상발현은 약 4일 후에 소실된다.

그러나 프로그램을 실시하는 도중에 인후염, 독감 또는 기타 유사한 증상이 발현되는 경우 이를 중단하고 의사와 상의하여야 한다. 몸이 회복된 후에 프로그램을 다시 시작하는 것이 바람직하다.

▶ 프로그램을 실시하는 동안에 숙지해야 할 약물과 영양소 간의 상호작용은 무엇인가?

약물과 영양소 간의 상호작용에 대하여 숙지해야 할 사항은 다음과 같다.

· 달맞이꽃 종자유 : 달맞이꽃 종자유와 항우울제 와의 병용은 금하고 있는데 이는 발작의 위험도를 항진시킬 수 있기 때문이다. 또한 정신분열증치료제나 페노티아진(살충 · 구충제)계 약물의 사용도 피하는 것이 바람직하다.

· 보리지 오일 : 아스피린 등과 병용 시에 혈액농도를 묽게 한다고 알려져 있다.

· 차전자피 : 항응고제, 심장병치료제, 발작, 조울병 치료제 등의 약물과 병용하는 것은 바람직하지 않다. 섬유소는 약제의 유효성을 억제할 수 있다.

운동

▶ 나는 운동광이다. 프로그램을 실시하면서 운동스케줄을 변경해야 하는가?

그렇다. 프로그램의 초기 1단계 및 2단계에서 운동스케줄을 변경하는 것이 바람직하다. 팻플러시 프로그램은 여분의 지방을 감소시키기 위하여 체내를 청결하게 하는 것이므로 낮은 강도의 적절한 운동을 실시하도록 한다. 매일 30분간에 걸쳐 빠른 걷기를 하고 미니트렘폴린을 이용한다면 림프계로부터 각종의 독소를 배출시킬 수 있다. 이후 프로그램의 3단계에서 웨이트 들기와 같은 격렬한 운동을 추가할 수 있다.

▶ 걷기와 같은 가벼운 운동도 싫어하는데 운동은 반드시 해야 하는가?

최선의 결과를 얻고자 한다면 운동은 절대적이라고 말할 수 있다. 프로그램에서 권장하고 있는 운동은 체내의 독소를 배출시켜 림프계를 보호한다는 측면에서 필요한 것이다. 또한 가벼운 운동이므로 편안한 마음으로 즐길 수 있다. 걷기운동을 하면 심신의 긴장이 완화됨을 느낀다. 운동 그 자체만으로 스트레스가 감소되고 삶에 활력을 줄 수 있다. 또한 운동을 하면 신체의 각 기관에 신선한 산소를 공급하게 되고, 체중증가인자(인슐린 등)에 대한 인체반응도를 높여 준다.

시간이 흐르게 되면 신체의 기능이 향상되는 것을 느낄 수 있다.

커피, 차, 또는 …

▶ 하루에 적어도 1잔의 커피를 마실 수 있는가?

꼭 마셔야 한다면 하루에 1잔의 커피만을 마시도록 한다. 하지만 커피나무를 재배하기 위해서는 200가지의 살충제가 사용되고 있으며 레귤러 커피(무카페인 커피도 포함)는 간이 해독하는 물질 중에 가장 독성이 강하다는 점을 기억할 필요가 있다. 카페인은 아스파탐과 관련된 인슐린 효과와 유사하게 체중감량에 득이 되지 않는 물질이다. 카페인 이외에 팻플러시 프로그램에 해가 될 수 있는 것은 블랙차, 녹차, 아이스차, 밀크초콜릿, 콜라, 기타 일반 의약품(예: 감기약, 진통제, 알레르기 치료제) 등이다.

또한 커피는 체내에 있는 칼슘, 마그네슘 및 나트륨 등과 같이 골형성에 필요한 미네랄을 체내에서 배출시킨다. 실제로 커피, 차, 청량음료에서 유래되는 카페인의 경우 칼슘배설 속도를 배가시키고 있다. 3잔의 커피를 마시게 되면 45 mg의 칼슘이 소실된다. 1980년대 초에 6년간에 걸쳐 보스톤의 한 병원에서 실시된 임상시험에서 카페인과 둔부골절 사이의 밀접한 연관성이 보고된 바 있다. 이 임상시험에

84,484명의 피험자가 참가하였다(연령층의 분포: 34~59세). 카페인의 섭취가 많은 사람일수록 둔부골절의 발생위험도가 3배 까지 높아진다는 것은 흥미로운 사실이다.

▶ 나는 커피광이지만 이제 녹차로 바꿔서 마시고 있다. 이것도 마시면 안 되는가?

내가 말하고 싶은 것은 카페인은 카페인이라는 사실이다. 170 *ml*의 녹차 및 커피에는 각각 35 mg 및 100 mg의 카페인이 함유되어 있으므로 아무리 적은 양이라고 할지라도 간에 부하를 주게 되어 지방연소능력을 억제하는 요인이 될 수 있다. 피임제나 호르몬 대체 요법의 경우에도 간에 부담을 주게 된다. 따라서 커피와 녹차를 마시는 것은 간에 손상을 준다.

또한 블랙차와 녹차에는 천연적으로 다량의 구리가 함유되어 있다. 과다하게 구리를 섭취하는 경우 갑상선호르몬의 전환을 억제하여 갑상선기능저하증을 유발하게 된다. 이 경우 인체의 에너지 생성이 서행되어 피로를 느끼고 체중도 증가하게 된다.

프로그램의 3단계에서는 무카페인의 허브차를 마음껏 즐길 수 있다. 즉 1단계 및 2단계에서 제시한 레몬과 온수를 마심에 따라 충분한 수분섭취를 통하여 체내의 노폐물이 제거되기 때문이다.

▶ 주말이나 특별한 행사에 알코올을 섭취할 수 있는가?

프로그램의 3단계에 도달한 경우 어떤 음식물도 적당하게 섭취하기만 하면 아무런 문제가 없다. 그러나 1단계와 2단계는 간에 휴식을 주는 기간에 해당하므로 알코올을 섭취하지 않는 것이 바람직하다. 이 시기에 알코올을 섭취하게 되면 마그네슘이 체내에서 배출될 뿐만 아니라 알코올 그 자체가 간이 연소시키는 물질이 된다. 인체가 알코올을 분해하게 되면 저장된 지방을 연소시킬 수 없게 된다. 또한 알코올은 곰팡이를 성장시키는 먹이가 된다. 곰팡이과 관련된 각종 독소는 간의 기능을 무력화시켜 지방연소과정이 붕괴되는 결과를 초래한다.

기타 관심사항

▶ 좋아하는 파스타 음식을 많이 먹으면 체중이 다시 증가하게 되는가?

아니다. 우리 모두는 연약한 인간이므로 한 끼의 식사가 체중을 다시 증가시키는 것은 아니지만, 실제로 파스타를 많이 먹게 되면 피곤해지고 복부불쾌감이 느껴지므로 다시 팻플러시 프로그램을 실시해야겠다는 동기부여가 생기게 된다.

팻플러시 프로그램의 이점으로는 자신이 여러 가지 이유로 과식하였을 때 다시 1단계로 돌아가서 처음부터 시작할 수 있다는 것이다.

▶ 팻플러시 프로그램을 실시한 후 3일째에 카페인 금단증상으로 인한 두통이 발생하였으며 아주 피곤함을 느낀다. 이것이 정상적인 상태인가?

그렇다. 이는 과거에 섭취하였던 음식물(예: 설탕, 곡물, 낙농제품 등) 뿐만 아니라 커피에 의한 금단증상이 나타나는 결과인 것이다.

생화학자인 스테판 체르니스크는 두통이 생기는 원리를 다음과 같이 설명하고 있다.

"카페인에는 혈관을 수축시키는 작용이 있어 평소 카페인을 많이 섭취하는 사람은 일상적으로 뇌혈관이 다소 수축된 상태다. 그러다가 카페인을 섭취하지 않으면 카페인 금단 증상으로 인해 반동적으로 혈관 확장이 일어나고, 이것이 두통을 일으키는 것이다. 그러나 궁극적으로 뇌혈관은 정상적인 혈류에 익숙해지게 되고 두통이 소실된다. 카페인에 의한 두통은 금단증상의 범위를 훨씬 초과한다. 적당량의 카페인을 지속적으로 마시게 되면 두통이 일어날 수 있다."

초조해 할 필요는 없다. 4일이 경과하면서 두통 등의 증상은 소실되므로 이후 편안한 마음가짐으로 7장에서 언급하고 있는 운동요법을 실시하기 바란다.

▶ 팻플러시 프로그램을 실시하면서 변비로 고생하고 있다. 어떻게 하면 좋은가?

충분한 물을 마시고 있는 가를 확인해 본다. 아침식사에 400 mg의 마그네슘을 섭취하는 것이 바람직한데 마그네슘은 장벽을 이완시켜 정상적인 연동운동을 하도록 도와주기 때문이다.

▶ 프로그램을 실시하는 동안 분변의 상태를 정확하게 체크할 수 있는가?

분변의 상태는 체내의 진행사항을 설명할 수 있는 신호가 된다. 다음 사항을 체크해 본다.

· 냄새 : 절대로 냄새가 나지 말아야 한다. 냄새가 나게 되면 부패가

일어나고 있는 것이다. 유기물이 미생물에 의해 분해될 때, 목적으로 하는 분해가 이루어지면 이것을 발효라고 하고, 그렇지 않으면 부패라고 한다. 이는 소화를 도와주는 좋은 박테리아보다 나쁜 박테리아가 장내에 기생하고 있는 것을 의미하므로 적절한 조치가 필요하다.

· 빈도 ; 실제로 1일 2~3회의 장운동이 적절하다고 알려져 있다. 섬유소 음식(예: 차전자피, 갈은 아마씨)을 섭취하게 되면 노폐물이 신속하게 배설되어 질병을 예방할 수 있다.

· 형성 : 평균 분변이 길이보다 작은 경우 섬유소 또는 소화효소의 결핍으로 인한 것이다. 음식물이 완전히 분해되지 않으면 음식물 알레르기, 면역계의 약화, 질병 등이 초래될 수 있다.

· 부상법 : 변기 바닥으로 분변이 가라앉는다면 섬유소 또는 필수지방산의 결핍을 의미한다. 건강한 변은 묽지 않으며 작게 부서지지 않는다.

▶ 좋아하는 밀가루 음식, 즉 파스타, 흰 빵 또는 기타 탄수화물 음식을 먹을 수 있을까?

물론 가능하다. 그러나 팻플러시 프로그램의 단계에 따라 이러한 음식물을 먹을 수 있을 때 이를 가급적 절제하여 즐기는 습관이 필요하다. 또한 친화적 탄수화물 음식(예: 새싹빵, 완두콩, 당근, 고구마, 호박 등)을 섭취하는 것이 바람직하다. 나는 탄수화물 음식이 먹고 싶을 때는 호박을 잘라 이를 굽는 종이에 싸서 오븐에 넣고 162°C의 온도에서 30분간 굽는다. 이를 계피 또는 정향을 곁들어 먹으면 맛이 좋다.

▶ 팝콘을 다시 먹을 수 있을까?

그렇다. 3단계에 도달하여 식단에 친화적 탄수화물 음식을 추가하게 되면 팝콘에 아마씨유 1 큰술을 첨가하여 먹을 수 있다.